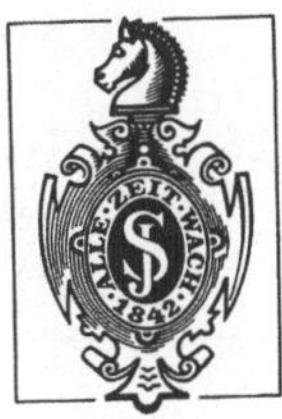

Schriftenreihe Neurologie 28

Klaus-Henning Krause

Nebenwirkungen von Antiepileptika bei Langzeitmedikation

Eine klinisch-statistische Studie

Mit 21 Abbildungen

Springer-Verlag Berlin Heidelberg New York
London Paris Tokyo

Priv.-Doz. Dr. med. KLAUS-HENNING KRAUSE
Oberarzt an der Neurologischen Universitätsklinik
Im Neuenheimer Feld 400
D-6900 Heidelberg

ISBN-13: 978-3-642-73112-9   e-ISBN-13: 978-3-642-73111-2
DOI: 10.1007/978-3-642-73111-2

CIP-Titelaufnahme der Deutschen Bibliothek

Krause, Klaus-Henning:
Nebenwirkungen von Antiepileptika bei Langzeitmedikation :
e. klin.-statist. Studie / Klaus-Henning Krause. – Berlin ;
Heidelberg ; New York ; London ; Paris ; Tokyo : Springer,
1988
   (Schriftenreihe Neurologie ; 28)

NE: GT

Die Wiedergabe von Gebrauchsnamen, Handelsnamen, Warenbezeichnungen usw. in diesem Werk berechtigt auch ohne besondere Kennzeichnung nicht zu der Annahme, daß solche Namen im Sinne der Warenzeichen- und Markenschutz-Gesetzgebung als frei zu betrachten wären und daher von jedermann benutzt werden dürften.

Produkthaftung: Für Angaben über Dosierungsanweisungen und Applikationsformen kann vom Verlag keine Gewähr übernommen werden. Derartige Angaben müssen vom jeweiligen Anwender im Einzelfall anhand anderer Literaturstellen auf ihre Richtigkeit überprüft werden.

Satz: Fotosatz & Design, Berchtesgaden

2125/3130-543210

Für Hanna, Alexander und Martin

Vorwort

Prinzipiell ist es sicher ein gewagtes Unterfangen, Nebenwirkungen von Antiepileptika in einer lokalen Studie untersuchen zu wollen. Von Vorteil gegenüber multizentrischen Studien sind andererseits einheitliche Untersuchungstechnik sowie Befund- und Anamneseerhebung. Das vorliegende Buch faßt die wesentlichen Ergebnisse der Heidelberer Antiepileptika-Studie (Krause, K.-H.: Die Heidelberger Antiepileptika-Studie. Forschungsbericht über eine DFG-Studie zur chronischen Toxizität von Antiepileptika. Hochschul Verlag Freiburg, 1987) zusammen. Legitimation und Motivation zur Durchführung dieser Studie war das Bestehen der großen Heidelberger Anfallambulanz, in der seit vielen Jahren erwachsene Epileptiker betreut werden. Umfang und Dauer der Untersuchung waren zu Beginn nur vage zu erahnen. Bis die Studie nach 6 Jahren der Vorbereitung, Durchführung und Auswertung abgeschlossen werden konnte, waren viele Helfer nötig. Die finanziellen Voraussetzungen schuf die Deutsche Forschungsgemeinschaft, die mich großzügig unterstützte. In diesem Zusammenhang sei meinem klinischen Lehrer, Herrn Prof. H. Gänshirt, für seine Förderung gedankt, die essentiell für das Zustandekommen der Studie war, sowie meinem Ausbilder in Elektroenzephalographie und Epileptologie, Herrn Prof. W. Christian, für die bereitwillig eingeräumte Möglichkeit, die Untersuchung an dem einzigartigen Patientenkollektiv der Heidelberger Anfallambulanz durchführen zu können. Wertvolle Hilfe bei der Projektierung des Forschungsvorhabens leistete Herr Prof. H. Immich, dem dafür ebenso gedankt sei wie seinem Nachfolger, Herrn Prof. N. Victor, für die weitere Unterstützung. Die statistische Betreuung erfolgte durch Frau Dipl.-Statistikerin G. Kynast, der ich ganz besonders für ihr bereitwilliges und verständnisvolles Eingehen auf meine Wünsche bei der Auswertung danke. Ich hoffe, es ist uns gelungen, nicht – wie anfangs befürchtet – einen Datenfriedhof zu hinterlassen, sondern ein fruchtbares Feld für weitere Forschungen. Frau Dr. L. Arab und den Herren Prof. G. Schlierf und Dr. B. Schellenberg sei für die freundliche Bereitschaft gedankt, mit der sie die Werte ihrer Heidelberg-Studie zu Vergleichszwecken zur Verfügung stellten. Bei der Durchführung der Laboranalysen haben mich in großzügiger Weise die Herren Prof. H. Schmidt-Gayk, Prof. C. Heuck,

Priv.-Doz. K. Lichtwald, Priv.-Doz. W. Rascher, Priv.-Doz. T. von Holst und Dr. J.-P. Vuilleumier unterstützt; ihnen allen gilt mein besonderer Dank. Bei Herrn Dr. J.-P. Bonjour von der Firma Hoffmann-La Roche in Basel, wo in uneigennütziger Weise der größte Teil der Vitaminanalytik erfolgte, möchte ich mich für die Zusammenarbeit mit vielen anregenden Diskussionen herzlich bedanken. Ganz besonders herzlich danke ich meinem Freund und Kollegen, Herrn Priv.-Doz. P. Berlit, dessen tatkräftige Mithilfe bei Befragung und Untersuchung der Patienten gar nicht hoch genug gewürdigt werden kann. Dank gebührt schließlich den Mitarbeitern des Springer-Verlages für die optimale Zusammenarbeit.

Heidelberg, im Herbst 1987   Klaus-Henning Krause

Inhalt

1. Einführung

In den letzten Jahrzehnten wurde eine kaum noch überschaubare Vielzahl von klinischen und laborchemischen Auffälligkeiten beschrieben, die man mit der Einnahme von Antikonvulsiva in Zusammenhang brachte. Zum Teil wurden Einzelfälle mitgeteilt, ohne daß der bestehende Verdacht durch systematische Untersuchungen an größeren Patientenkollektiven bestätigt und eine Abhängigkeit von Art und Dauer der Medikation angegeben werden konnte. Für die meisten vermuteten Nebenwirkungen von Antiepileptika fehlen gesicherte pathophysiologische Kenntnisse; dies überrascht nicht, wenn man bedenkt, wie kurz die Geschichte der toxischen Wirkungen in vielen Fällen ist.

1.1. Definitionen zur Toxizität

Mehrere Formen der Toxizität sind voneinander abzugrenzen. Leicht zu diagnostizieren sind in der Regel die allergischen Nebenwirkungen, etwa in Form von Dermatosen, Hepatitiden, Agranulozytosen oder Lymphadenopathien, die auf einer klinisch signifikanten Antigen-Antikörper-Reaktion beruhen und sich meist akut in der Anfangsphase der Medikation manifestieren. Sie zählen zu den individuellen Medikamenteneffekten, ebenso wie die Idiosynkrasien, unerwünschte Wirkungen, die durch selten auftretende Anomalien einzelner Gene gekennzeichnet sind. Ein Beispiel hierfür ist die autosomal vererbte Störung der Hydroxylation von Phenytoin (Kutt et al., 1964). Nebenwirkungen, die durch das Vorliegen einer zusätzlichen Krankheit unter Einnahme von Antiepileptika bedingt sind, rechnen ebenfalls zu den individuellen Reaktionen. Im Gegensatz zu den seltenen individuellen Effekten, die meist dosisunabhängig und teilweise irreversibel sind, zeichnen sich generelle Nebenwirkungen dadurch aus, daß sie bei einem größeren Teil der Patienten auftreten und meist dosisabhängig und reversibel sind. Zu den generellen Nebenwirkungen gehören somit einerseits die Erscheinungen bei Überdosierung oder bei Interaktionen aufgrund gleichzeitiger

Verabreichung mehrerer Medikamente, deren freie Plasmaspiegel dann in den toxischen Bereich kommen können, andererseits Effekte, die bei therapeutischen Dosen auftreten, wenn das Medikament über lange Zeit verabreicht wird. Mit diesen chronischen Nebenwirkungen, deren Erkennung und Erfassung naturgemäß besondere Probleme bereitet, befaßt sich die vorliegende Studie.

1.2. Ziel der Studie

Fazit der Übersichten über die bekannten und vermuteten Nebenwirkungen von Antiepileptika (Dreyer, 1959 und 1972, Fröscher et al., 1980, Livingston, 1966, Meinardi, 1980, Meinardi und Stoel, 1974, Reynolds, 1975, Schmidt, 1982, Tridon und Weber, 1966) ist vielfach, daß kontrollierte Studien an größeren einheitlich untersuchten Kollektiven, bei denen Rückschlüsse auf Beziehungen zwischen beobachteten Auffälligkeiten und Daten der Medikamenten- und Epilepsieanamnese möglich sind, zwar von großem Nutzen wären, tatsächlich aber noch weitgehend fehlen. Ziel der vorliegenden Arbeit ist es, die Häufigkeit von chronischen Nebenwirkungen an einem repräsentativen Krankengut langzeitbehandelter erwachsener Epileptiker zu überprüfen. Dabei soll auch versucht werden, Antworten auf die Fragen nach der Häufigkeit der Kombination toxischer Wirkungen bei gleichen Probanden, nach der Abhängigkeit von Art und Menge bzw. Serumspiegel der Antiepileptika und nach den Beziehungen zwischen dem Auftreten von Nebenwirkungen und der Therapiedauer, respektive dem Therapiebeginn in einem bestimmten Lebensalter, oder der Art der Epilepsie zu geben.

1.3. Planung der Studie

Eine prospektive Studie zur Erfassung der Nebenwirkungen erscheint aus praktischen Gründen kaum durchführbar. Während sich die akut toxischen Nebenwirkungen von Antiepileptika klinisch rasch zeigen und wegen des engen zeitlichen Zusammenhanges mit dem Beginn der medikamentösen Therapie in ihrer ätiologischen Zuordnung kaum Probleme bereiten, bestehen bei der Aufdeckung chronischer Nebenwirkungen ganz erhebliche Schwierigkeiten. Allgemein wird vermutet, daß eine positive Beziehung zu Dosismenge und Therapiedauer besteht; dies bedeutet, daß bei einer prospektiven Studie ein Zeitraum von mehreren Jahren überblickt werden sollte. Besondere Probleme bei der Beurteilung möglicher chronischer Nebenwirkungen von Antiepileptika bestehen dann, wenn diese sich nur in Form von Veränderungen klinisch-chemischer Parameter manifestieren, die

2

auch durch das Lebensalter beeinflußt werden können. Für eine sinnvolle prospektive Studie wäre es daher erforderlich, ein Normalkollektiv vom Kindesalter an – die meisten antiepileptischen Therapien beginnen ja im Kindes- oder Jugendalter – ebenfalls über viele Jahre regelmäßig zu kontrollieren. Das erscheint praktisch aber kaum durchführbar. Um krankheitsbedingte von medikamenteninduzierten Störungen unterscheiden zu können, wäre es darüber hinaus optimal, eine Gruppe unbehandelter Epileptiker mit therapierten Patienten zu vergleichen. Dazu müßte aber die Ausprägung der Epilepsien in beiden Gruppen gleich schwer sein bzw. sollten Epileptiker randomisiert beiden Gruppen zugeteilt werden. Ein derartiges Vorgehen verbietet sich bei dem heutigen Stand der Epilepsiebehandlung allein aus ethischen Gründen. Unbehandelt bleiben heute letztlich nur extrem wenige Epileptiker mit außergewöhnlich blanden Verlaufsformen ihrer Erkrankung, die deshalb als Vergleichsgruppe ungeeignet sind. Uns erscheint daher nur realisierbar, eine Querschnittsuntersuchung an einem repräsentativen Krankengut durchzuführen. Für die Beurteilung der klinisch-chemischen Parameter war es erforderlich, ein gleichaltriges Kontrollkollektiv zur Verfügung zu haben. Diese Möglichkeit bot sich uns mit dem großen Kollektiv der Heidelberg-Studie, in der die Labordaten von 1500 20- bis 40-jährigen Normalpersonen erfaßt sind (Arab et al., 1981), weiterhin mit den Probanden der Wiesloch-Eberbacher Herz-Kreislauf-Präventionsstudie (Heuck et al., 1984). Wir limitierten daher das Alter der von uns untersuchten langzeitbehandelten Epileptiker ebenfalls auf 20 bis 40 Jahre. Für einige bei den Epileptikern erhobene Labordaten lagen keine Vergleichswerte bei den erwähnten beiden Kollektiven vor; hier wurden Werte aus anderen Normalpopulationen, meist Blutspenderkollektiven, herangezogen (s. Abschnitt 2.10). Neben den anamnestischen Angaben zur Epilepsie, zu Begleiterkrankungen und zur antiepileptischen und sonstigen Medikation wurden speziell erfaßt bzw. untersucht: Subjektive Beschwerden, klinische Auffälligkeiten, Konzentrationsfähigkeit, Nervenleitgeschwindigkeiten, Knochendichte und verschiedene Laborparameter wie Medikamentenspiegel, Blutbild, Enzyme, Elektrolyte, Nierenwerte, Harnsäure und Glukose, Bilirubin, Vitamine, Hormone, Lipide und Immunglobuline.

2. Patienten und Methoden

Es wurden 610 Patienten (358 Männer, 252 Frauen) der Heidelberger Anfallambulanz im Alter von 20 bis 40 Jahren untersucht, die seit über sechs
Monaten unter antiepileptischer Medikation standen. Ausgeschlossen wurden Patienten, die bereits mehr als fünf verschiedene Antiepileptika erhalten hatten oder bei denen die Medikation im letzten halben Jahr vor der
Untersuchung umgesetzt worden war. Weiterhin wurde darauf geachtet, daß
nur solche Patienten in die Studie aufgenommen wurden, die bei früheren
Kontrollen bei gleichbleibender Medikation auch jeweils ähnliche Serumspiegel der Antiepileptika aufgewiesen hatten; hiermit sollte gewährleistet
werden, daß möglichst nur Patienten mit guter Compliance in die Studie ein-
gingen. Wegen der Laborkontrollen wurden die Patienten jeweils nüchtern
einbestellt.

2.1. Anfalls- und Medikamentenanamnese

Es wurde zunächst eine exakte Anfalls- und Medikamentenanamnese erho-
ben, wobei neben den Angaben der Patienten die Krankenakten zugezogen
wurden. Erfaßt wurde die Art der Epilepsie – idiopathisch oder symptoma-
tisch; bei letzterer Form wurde differenziert zwischen residualer, tumorbe-
dingter, vaskulärer, postenzephalitischer, traumatischer und im Rahmen von
Alkoholabusus auftretender Epilepsie. Die Anfälle wurden aufgeschlüsselt
nach elementar-partiellen Anfällen, komplex-partiellen Anfällen, kleinen
generalisierten Anfällen (Absencen, myoklonische und astatische Anfälle)
sowie großen generalisierten Anfällen (Aufwach-, Schlaf- oder diffusen
Grand-mal-Anfällen). Festgehalten wurden das Lebensalter beim erstmali-
gen Auftreten von Anfällen, die Zahl der großen Anfälle im letzten Jahr vor
der Untersuchung sowie – als Schätzwert – die Zahl der großen Anfälle insgesamt. Für jedes Medikament, das vom betreffenden Patienten eingenommen worden war, wurde der Beginn der Behandlung erfaßt, weiterhin
Behandlungsdauer, höchste bisher eingenommene Tagesdosis, durchschnittliche Tagesdosis und aktuelle Tagesdosis, falls eine Einnahme des Medikaments zum Untersuchungszeitpunkt erfolgte. Die Gesamtmenge der bisher
eingenommenen Antiepileptika sowie die durchschnittliche Tagesdosis aller
Antiepileptika wurden ausgedrückt in Äquivalenzeinheiten; hierbei ent-

sprechen einer Äquivalenzeinheit 50 mg Phenytoin, 30 mg Phenobarbital, 125 mg Primidon, 50 mg CHP-Phenobarbital, 200 mg Carbamazepin, 50 mg Mephenytoin, 250 mg Ethosuximid, 300 mg Valproat, 2 mg Clonazepam, 300 mg Mesuximid, 100 mg Sultiam oder 250 mg Trimethadion.

2.2. Allgemeine Anamnese und Begleiterkrankungen

An die Erhebung der Anfalls- und Medikamentenanamnese schloß sich die allgemeine Anamnese an, wobei neben Erfassung des Alkohol- und Nikotinkonsums (Zahl der Zigaretten/d) gezielt nach erhöhten Blutdruck-, Zucker- oder Fettwerten sowie nach Herz-, Lungen-, Leber-, Magen-, Darm-, Pankreas-, Harnwegserkrankungen oder Allergien gefragt wurde. Hinsichtlich des Alkoholkonsums wurde aufgrund der anamnestischen Angaben nach der geschätzten durchschnittlichen täglichen Alkoholzufuhr in 5 Gruppen unterteilt: Kein Alkohol, 1–20 g/d, 21–40 g/d, 41–60 g/d und über 60 g/d. Die Zahl der Kinder vor und unter Antiepileptika-Einnahme wurde festgehalten.

2.3. Erfassung zusätzlich eingenommener Medikamente

Alle Patienten wurden gezielt nach der zusätzlichen Einnahme folgender Medikamente befragt: Antikoagulantien, Antidiabetika, Herzglykoside, Quinidine, Tuberkulostatika, Disulfiram, Kortikoide, Schilddrüsenhormone, Ovulationshemmer, Antibiotika, Sulfonamide, Analgetika, Antirheumatika, Schlafmittel, Tranquilizer, Neuroleptika, Antidepressiva, Zytostatika, Antihypertensiva, Antihypotonika, Diuretika, Antazida, Antihistaminika, Vitamin-Präparate, Stärkungsmittel mit Alkohol, Abführmittel, Appetithemmer, Griseofulvin und Quinine. Nicht in der Auflistung enthaltene, vom Patienten eingenommene Medikamente wurden zusätzlich erfaßt.

2.4. Anamnestische Angaben zu möglichen Nebenwirkungen

Die Patienten wurden befragt nach bewegungsabhängigen Schulterschmerzen, sonstigen Gelenkschmerzen, gastrointestinalen Symptomen wie Oberbauchschmerzen, Obstipation, Diarrhoe, Übelkeit oder Erbrechen, zu seltenem Wasserlassen, zu häufigem Harndrang, wiederholten Haut- oder Schleimhautschwellungen, Potenzstörungen, unwillkürlichen Bewegungen in Gesicht oder an den Extremitäten, Muskelzuckungen, Mißbildungen bei Kindern, Schwangerschaft trotz Einnahme von Ovulationshemmern. Dabei wurde unterschieden, ob die Beschwerden im letzten halben Jahr oder in der Zeit davor aufgetreten waren. Im letzteren Fall wurde weiterhin festgehalten, ob die Symptome bereits vor Antiepileptika-Einnahme oder erst später geklagt worden waren. Weiterhin wurde erfaßt, ob anamnestisch eine Kleinhirnschädigung infolge Trauma, Tumor, Entzündung, ischämischen Insultes oder Blutung vorlag bzw. ob in der Anamnese eine Phenytoin-Intoxikation mit zerebellären Symptomen bekannt war.

2.5. Klinische Untersuchungsbefunde

Die Körpergröße wurde bei jedem Patienten ohne Schuhe bestimmt, ebenso das Körpergewicht mit normaler Bekleidung. Zur Erfassung zerebellärer Störungen wurden Gangsicherheit, Romberg'scher Versuch, Finger-Nase-Versuch, Diadochokinese, Blickrichtungsnystagmus und Sprachmodulation beurteilt. Dabei wurde bei Vorliegen entsprechender Symptome der Grad der Ausprägung mit einer Zahl von 1 bis 3 (1=leichte, 2=mäßige, 3=deutliche Ausprägung) bewertet, so daß also maximal für den Fall einer schwersten zerebellären Störung 18 Punkte erreicht werden konnten. Die Gingiva wurde auf das Vorliegen einer Hyperplasie untersucht, die Hohlhand hinsichtlich einer Dupuytren'schen Kontraktur. Nach Hypertrichosen wurde ebenso gefahndet wie nach chloasmaähnlicher Pigmentation, Akne, Alopezie, Dermatitis, Ödemen, Lymphadenopathien, Faszikulieren, oralen Hyperkinesen oder Choreoathetosen. Nicht genannte Befunde, die bei der Untersuchung auffielen oder auf die vom Patienten hingewiesen worden war, wurden zusätzlich erfaßt.

2.6. Neurophysiologische Befunderhebung

Mit einem Disa-System 1500 wurde die motorische Leitgeschwindigkeit des N. medianus rechts am Unterarm gemessen. Die Ableitung des Muskelantwortpotentials erfolgte dabei mit Oberflächenelektroden über dem Thenar. Die sensible Leitgeschwindigkeit des N. medianus rechts am Unterarm wurde in antidromer Technik mit Hilfe von Ringelektroden am Mittelfinger gemessen. Die motorische Leitgeschwindigkeit des N. peronaeus rechts wurde im Unterschenkelbereich mittels Oberflächenelektroden über dem M. extensor digitorum brevis durch Stimulation am Fußrücken und unmittelbar distal vom Fibulaköpfchen ermittelt. Sämtliche Leitgeschwindigkeitsmessungen erfolgten bei konstanter Hauttemperatur von 34°C unter Einsatz einer Disa-Hauttemperaturregeleinheit. Zum Ausschluß einer myasthenischen Reaktion wurde der N. peronaeus rechts mit einer Frequenz von 3/s 2 Sekunden lang repetitiv gereizt, eine eventuelle Reduktion des vierten Antwortpotentials im Vergleich zum ersten Potential wurde als Prozentangabe festgehalten.

2.7. Testpsychologische Untersuchung

Zur Erfassung der Konzentrationsfähigkeit wurde der sehr gut standardisierte d_2-Aufmerksamkeitsbelastungstest nach Brickenkamp (1978) durchgeführt; ausgeschlossen wurden Patienten mit schweren zerebralen Schäden wie Hemiparese, Psychosyndrom und Demenz sowie Epileptiker mit erheblichen Sehstörungen. Erfaßt wurden die Ganzleistung (Gesamtzahl der bearbeiteten Symbole) sowie der Gesamttestwert (Gesamtzahl minus Fehler). Aus diesen Rohwerten wurde nach der Normentabelle von Brickenkamp für unsere Altersgruppe der jeweilige Standardwert ermittelt, wobei ein Wert von 100 bedeutet, daß 381 bis 387 Symbole insgesamt und 359 bis 365 abzüglich der Fehler bearbeitet wurden, Leistungen, die von 50 % eines Erwachsenenkollektivs dieser Altersklasse normalerweise erreicht werden.

2.8. Messung der Knochendichte

Mit einem Norland-Camcron-Knochcnmineralanalysator, Modell 178 (Norland Instrument Comp., Fort Atkinson, Wisconsin) wurde die Knochenmasse des rechten Radius am Übergang vom distalen zum medialen Drittel gemessen. Hierbei wurde für jeden Patienten die Distanz zwischen dem Processus styloideus ulnaris und dem Olecranon gemessen und der Anschlag für den Ellenbogen auf einen Wert von zwei Dritteln dieser Entfernung eingestellt. Nachdem an jedem Untersuchungstag die Kalibrierung des Gerätes durchgeführt war, erfolgte die vollautomatische Bestimmung des Knochenmineralgehaltes mit Hilfe eines hoch kollimierten monochromatischen Photonenstrahls ($200\mathrm{mCi}\,^{131}\mathrm{I}$) bei einer Scan-Länge von 135 mm und einer Scan-Geschwindigkeit von 1 mm/s durch eine viermalige Messung. Die vier Meßwerte wurden, beginnend mit dem niedrigsten und endend mit dem höchsten, als V1, V2, V3 und V4 bezeichnet. Lag der Quotient (V2–V1)/(V4–V1) über 0,642, wurde eine fünfte Messung durchgeführt und entweder V1 oder V4 – je nachdem, welcher der beiden Werte weiter vom Mittelwert der vier Messungen entfernt lag – ersetzt. Der Mineralgehalt wurde dann errechnet als arithmetisches Mittel aus vier Meßwerten. In gleicher Weise wurde verfahren bei der Messung der Knochenweite. Die Konstanz der Lage des Armes wurde gewährleistet durch Applikation eines wassergefüllten Gummischlauches um die Meßstelle, der durch den Gliedmaßenhalter von oben und unten um den Arm gepreßt wurde. Als Ergebnis wurde für jeden Patienten der Knochenmineralgehalt in g/cm, die Knochenweite in cm und die Knochenmasse als Quotient Knochenmineralgehalt/Knochenweite in $\mathrm{g/cm}^2$ angegeben.

2.9. Labordaten

Eine Übersicht über die in der Studie erfaßten Labordaten gibt Tabelle 1. Im einzelnen wurden hierbei mit dem Rotochem-Zentrifugalanalyzer die Aspartataminotransferase (GOT), die Alaninaminotransferase (GPT), die alkalische Phosphatase, die Gamma-Glutamyltranspeptidase und Bilirubin bestimmt. Mit dem Auto-Analyzer-System SMA 12/60 erfolgte die Bestimmung von Natrium, Kalium (flammenphotometrisch unter Benutzung von Lithium als internem Standard), Chlorid (kolorimetrisch unter Benutzung von Mercurium-II-Thiozyanat), Calcium (kolorimetrisch mit Cresopthalein/ Complexon), Eisen (kolorimetrisch mit Barthophenanthrolin), anorganischem Phosphat (kolorimetrisch unter Benutzung von Molybdänblau), Harnsäure (kolorimetrisch mit Hilfe von Phosphomolybdat), Harnstoff (kolorimetrisch mit Hilfe von Diacetyl-Monoxium), Kreatinin (kolorimetrisch mit Pikrinsäure, Jaffe-Reaktion) und Glukose (enzymatisch mit der Glucosehexokinase-Methode). Die Werte für Triglyceride und Cholesterol wurden entsprechend dem Verfahren der Lipid Research Clinics (1974) bestimmt, die der Phospholipide nach Veraschung mit Trichloressigsäure-Präzipitaten nach der Methode von Boehringer (Zöllner und Eberhagen, 1965). Die Fraktionierung der Lipoproteine wurde durchgeführt mit Hilfe der Ultrazentrifugierung (Lipid Research Clinics Procedure, 1979). Apolipoprotein A_1, A_2 und B wurden mittels immunonephelometrischer Quantifizierung (Heuck und Schlierf, 1979) gemessen. Die Immunglobuline A, G und M wurden mittels immunonephelometrischer Endpunktbestimmung mit einem Lasernephelometer der Firma Behringwerke, Marburg, F.R.G., bestimmt. Erythrozyten-, Leukozyten- und Thrombozytenzahl, Hämoglobin, Hämatokrit, mittlerer Hämoglobingehalt des Einzelerythrozyten, mittlere Hämoglobinkonzentration in den Erythrozyten und mittleres Einzelzellvolumen der Erythrozyten wurden automatisch im Coulter Counter (Coulter Electronics, Harpenden, Herts.) erfaßt, das Differentialblutbild im panoptisch gefärbten Blutausstrich unter Auszählung von 100 Blutzellen. Die Blutkörperchensenkungsgeschwindigkeit wurde nach Westergren gemessen. Der Vitamin B_1-Status wurde bestimmt durch die Messung der Transketolase-Aktivität (ETK) in den Erythrozyten mit (ETK_+) und ohne (ETK_0) Beigabe von Thiamin-Pyrophosphat unter standardisierten Bedingungen in einer Modifikation der Methoden von Dreyfuss (1962) und Schouten et al. (1964) unter Bildung des Quotienten α_{ETK} aus ETK_+ und ETK_0. Vitamin B_2 in den Erythrozyten wurde entsprechend anhand der Glutathion-Reduktase-Aktivität mit und ohne Beigabe von Flavin-Adenin-Dinukleotid ($\alpha_{EGR} = EGR_+/EGR_0$) gemessen (Glatzle et al., 1970). Vitamin B_6 in den Erythrozyten wurde einmal bestimmt als Pyridoxal-5-phosphat-Spiegel durch Messung der Decarboxylierungsrate von mit Carbonyl-^{14}C versetztem Tyrosin (Vuilleumier et al., 1983b). Außerdem wurde α_{EGOT} als Quotient der

9

Tabelle 1. Übersicht über die bei den Anfallskranken bestimmten Laborparameter

1. Enzyme i.S. Gammaglutamyltranspeptidase alkalische Phosphatase Aspartataminotransferase Alaninaminotransferase	MCHC MCV Leukozyten Differentialblutbild Thrombozyten BKS
2. Elektrolyte i.S. Calcium Chlorid Natrium Kalium anorganisches Phosphat	8. Vitamine im Blut Vitamin B_1 (α_{ETK}) Vitamin B_2 (α_{EGR}) Vitamin B_6 (α_{EGOT}, Pyridoxal-5-phosphat) Vitamin B_{12} Folat Biotin
3. Nierenwerte i.S. Kreatinin Harnstoff	Vitamin C Vitamin A β-Carotin Vitamin D Vitamin E
4. Weitere serologische Parameter Harnsäure Bilirubin Glukose Eisen	9. Schilddrüsenwerte i.S. Trijodthyronin (T_3) Gesamt-Thyroxin (T_4) TBG TSH
5. Lipide i.S. Triglyceride Cholesterin Phospholipide HDL-Cholesterin LDL-Cholesterin Apolipoprotein A_1 Apolipoprotein A_2 Apolipoprotein B	10. Sonstige Hormone i.S. Parathormon ADH Insulin Testosteron Dihydrotestosteron Prolaktin FSH LH
6. Immunglobuline i.S. IgA IgG IgM	
7. Hämatologische Werte Hämatokrit Erythrozyten Hämoglobin MCH	11. Medikamentenspiegel i.S. Phenytoin Phenobarbital Primidon Carbamazepin Valproat Ethosuximid

Glutamat-Oxalacetat-Transaminase-Aktivität mit und ohne Zugabe von Pyridoxal-5-phosphat gemessen (Weber und Wegman, 1968). Vitamin B_{12} und Folat im Plasma wurden simultan gemessen mit Hilfe eines Radioimmunassays entsprechend den Angaben von Gutcho und Mansbach (1977) mit kleineren Modifikationen: Die Freisetzung des gebundenen Vitamins und die Destruktion der Liganden wurde durch Erhitzung bei einem pH von 9,3 durchgeführt. Die nachfolgende Bindung mit einem Intrinsic-Faktor vom Schwein und milchbindendem Protein erfolgte ebenfalls bei einem pH von 9,3. Die Aufschlüsselung der gefundenen Radioaktivitäten – 57-Co-Cyanocobalamin und 125-J-Pteroylmonoglutaminsäurehistamid – wurde in einem Zweikanal-Gamma-Zähler durchgeführt. Biotin im Plasma wurde mikrobiologisch unter Benutzung von Lactobacillus plantarum als Testorganismus bestimmt (Frigg und Brubacher, 1976). Vitamin C wurde fluorometrisch gemessen (Brubacher und Vuilleumier, 1974). Die Vitamin-A-Konzentration im Plasma wurde mittels Hochdruck-Flüssigkeits-Chromatographie gemessen, ebenso die Vitamin-E- und Beta-Carotin-Spiegel (Vuilleumier et al., 1983a). 25-Hydroxycholecalciferol wurde mittels Radioassay in einer Modifikation der von Belsey et al. (1974) beschriebenen Methode bestimmt, wobei die 25-OH-Cholecalciferol-Standards statt in Äthanol in Vitamin-D-Mangel-Serum gelöst wurden (Bothe et al., 1984). Trijodthyronin wurde gemessen in einem hochempfindlichen Radioimmunassay mittels von endogenen Liganden befreitem Anti-Serum (Buckmüller et al., 1981), Gesamtthyroxin im Radioimmunassay gemäß der von Chopra (1972) mitgeteilten Methodik. TSH im Plasma wurde radioimmunologisch entsprechend der von Hershman und Pittmann (1971) mitgeteilten Methode ermittelt. Das thyroxinbindende Globulin wurde durch radiale Immunodiffusion nach Mancini mit Testplatten der Behringwerke, Marburg, gemessen. Der Plasmaspiegel des Parathormons wurde im homologen Radioimmunassay für Carboxyl-Endfragmente des menschlichen Parathormons entsprechend dem von Hitzler et al. (1982) angegebenen Verfahren gemessen. Vasopressin im Plasma wurde mit Hilfe eines sensitiven und spezifischen Radioimmunassays (Rascher et al., 1981) bestimmt. Die Insulinspiegel im Plasma wurden ebenfalls radioimmunologisch gemessen gemäß dem von Catt und Tregear (1967) sowie Feldman und Chapman (1973) beschriebenen Verfahren. Testosteron und Dihydrotestosteron im Serum wurden radioimmunologisch bestimmt: 1 ml Plasma wurden 10000 dpm Tritium-markiertes Testosteron und die gleiche Menge 3H-Dihydrotestosteron zugeführt. Anschließend erfolgte die Extraktion mit einer organischen Lösung aus Isooktan und Dichlormethan sowie die Trennung mittels Papierchromatographie in einem BHMW-System. Nach Lokalisation der jeweiligen Radioaktivität mit einem Scanner wurde die Elution mit H_2O durchgeführt. Zum anschließenden radioimmunologischen Nachweis wurde ein Antikörper gegen einen bovinen Testosteron-3-Oxim-Serumalbuminkomplex verwendet, der eine vergleichbare Kreuzreaktion zu Dihydrotestosteron zeigte. Die Gonadotropine FSH, LH und Prolaktin wurden nur bei Frauen bestimmt, die sich zwischen dem 16. und 26. Zyklustag befanden. Dabei erfolgte die Messung des follikelstimulierenden und des luteinisierenden Hormons sowie des Prolaktins radioimmunologisch mit einem kommerziellen Analysensatz (IRE, Institut

National des Radioéléments, Fleurens, Belgien). Die Plasmaspiegel für Phenytoin, Phenobarbital, Primidon, Carbamazepin und Ethosuximid wurden mit Hilfe eines Enzym-Immunoassays bestimmt, die von Valproat gaschromatographisch.

2.10. Kontrollkollektive

Wie eingangs erwähnt, diente die 20- bis 40-jährige Population der sogenannten Heidelberg-Studie (Arab et al., 1981) für die meisten Laborwerte und sonstigen Meßdaten als Kontrollkollektiv (Enzyme, Elektrolyte, Nierenwerte, Harnsäure, Bilirubin, Glukose, Eisen, hämatologische Werte mit Ausnahme der Thrombozytenzahl und des Differentialblutbildes, für die keine Kontrollpersonen zur Verfügung standen, Vitamin A (nur Frauen), α_{ETK}, α_{EGR}, α_{EGOT}, Pyridoxal-5-phosphat, Vitamin B_{12}, Folat, Vitamin C (nur Frauen), Vitamin D, Vitamin E (nur Frauen), Insulin und anthropometrische Daten). Bei einigen Vitaminen, die in dieser Studie nicht oder nur bei Frauen untersucht worden waren, wurden andere Kollektive, bei denen die Bestimmung mit der gleichen Methodik in demselben Labor erfolgt war, zum Vergleich herangezogen: die Jura-Studie (Möschler, 1971) für Vitamin C bei den Männern und gesunde Blutspender für Biotin bei beiden Geschlechtern sowie Vitamin A, β-Carotin und Vitamin E bei den Männern (Vuilleumier et al., 1983a). Beim Lipidstatus und den Immunglobulinen wurden die 20- bis 40-jährigen Teilnehmer an der Wiesloch-Eberbacher Herz-Kreislauf-Präventionsstudie als Normalkollektiv benutzt (Heuck et al., 1984). Für den Parathormonspiegel dienten 114 Blutspender als Kontrollen, für ADH 19 gesunde gleichaltrige Normalpersonen, für Testosteron und Dihydrotestosteron 20 gleichaltrige Männer sowie für Prolaktin, FSH und LH 29 41- bis 43-jährige gesunde Frauen. Die Nervenleitgeschwindigkeiten wurden mit denen von 70 gesunden Personen im gleichen Alter, die mit der gleichen Technik gemessen wurden, verglichen. Für den d_2-Aufmerksamkeitsbelastungstest wurden keine eigenen Normalwerte ermittelt, da dieser Test hinreichend für die entsprechende Altersgruppe standardisiert ist. Bei der Messung der Knochendichte war es nicht möglich, eigene Kontrollwerte zu gewinnen, da eine Untersuchung mit radioaktiven Substanzen an Normalpersonen nicht zulässig war; hier griffen wir auf die von Norland-Cameron angegebenen Normalwerte für die von uns untersuchte Altersgruppe zurück (Instruction Manual, 1976).

2.11. Sammlung der Daten und Statistik

Die anamnestischen Daten sowie die Untersuchungsergebnisse wurden für jeden Patienten auf 17 Erhebungsbögen festgehalten, von diesen auf entsprechend viele Lochkarten gelocht und dann in den IBM-Großrechner des Universitäts-Rechenzentrums Heidelberg eingelesen. Anschließend wurden die Daten auf Vollständigkeit und Plausibilität überprüft und in einer SAS-Datenbank abgespeichert. Für die statistischen Berechnungen wurde schwerpunktmäßig das statistische Programmpaket SAS verwendet; für das Plotten der empirischen Häufigkeitsverteilungen stand eine selbstgeschriebene SAS-Prozedur (PLEMVEF) des Instituts für Medizinische Dokumentation, Statistik und Datenverarbeitung der Universität Heidelberg zur Verfügung. Zum Vergleich mit den Kontrollpersonen wurde der Wilcoxon-Test für folgende Parameter herangezogen: Anthropometrische Daten, Nervenleitgeschwindigkeiten (unter Ausschluß der Patienten mit anderen möglichen Ursachen einer Polyneuropathie), Enzyme im Serum, Elektrolyte im Serum, Nierenwerte im Serum, Harnsäure im Serum, Bilirubin im Serum, Glukose im Serum, Eisen im Serum, Lipide im Serum, Immunglobuline im Serum, hämatologische Werte, Hormone im Serum, Vitaminspiegel im Blut (berücksichtigt wurden hier alle Patienten, also auch diejenigen, die zusätzlich zu den Antiepileptika Vitaminpräparate einnahmen, weil davon ausgegangen wurde, daß auch in den Kontrollpopulationen Personen existieren, die Vitaminpräparate einnehmen). Für die Vitamine A, C, E und β-Carotin bei den Männern lagen uns keine Einzelwerte bei den Kontrollpersonen vor, ebenso für den Vergleich der Knochendichtemessung, wo bei den Kontrollpersonen zwei Altersgruppen (20 bis 29 und 30 bis 39 Jahre) zu berücksichtigen waren, für die jeweils nach Geschlechtern getrennt Mittelwerte und Standardabweichungen vorlagen. Der Vergleich mit dem Epileptikerkollektiv erfolgte in all diesen Fällen mit dem zweiseitigen Zwei-Stichproben-t-Test mit Behrens-Fischer-Situation (per Hand und Tabelle). Wegen der multivariaten Betrachtungsweise wurde beim Vergleich der einzelnen Meßwerte gruppenweise die Bonferroni-Holm-Methode zur Überprüfung der Signifikanz der Unterschiede angewendet (Sonnemann, 1982). Auch bei allen weiteren Vergleichen, bei denen mehrere Meßwerte gleichzeitig betrachtet wurden, wurde multivariat vorgegangen, das Signifikanzniveau also adjustiert. Der Vergleich der Häufigkeit öfters gefundener Nebenwirkungen (zerebelläre Störungen, Gingivahyperplasie, Dupuytren'sche Kontraktur, Dermatitis, Akne) sowie anamnestisch angegebener Beschwerden (bewegungsabhängiger Schulterschmerz, Obstipation, Diarrhoe, Übelkeit, Erbrechen, Gelenkschmerzen) zwischen Patienten mit idiopathischer und symptomatischer Epilepsie erfolgte mit dem Chi-Quadrat-Unabhängigkeitstest. Die Vitaminkonzentrationen, die Ergebnisse des Aufmerksamkeitsbelastungstests sowie die Immunglobulin-Spiegel bei Patienten mit idiopathischer und symptomatischer Epilepsie wurden mit dem Wilcoxon-Test verglichen, ebenso die Gesamtzahl der großen Anfälle sowie die Zahl der Anfälle im letzten Jahr vor der Untersuchung bei den Patienten mit und ohne zerebelläre Störungen. Der Wilcoxon-Test fand weiterhin Anwendung beim Vergleich der Werte für Gesamtdosis und durchschnittliche Tagesdosis sämtlicher eingenommener sowie der enzyminduzierenden Antiepileptika und der Therapiedauer bei Patienten mit und ohne zerebelläre Störungen, Gingivahyperplasie, Dupuytren'sche Kontraktur, Dermatitis, Akne, bewegungsabhängige Schulterschmerzen, Obstipation, Diarrhoe, Übelkeit, Erbrechen und Gelenkschmerzen. Der Spearman'sche Rangkorrelationskoeffizient wurde errechnet zur Überprüfung der Beziehungen zwischen Gesamtmenge und durchschnittlicher Tagesdosis aller eingenommenen Antiepileptika, Gesamtmenge und Tagesdosis der enzyminduzierenden Antiepileptika sowie der Therapiedauer und folgenden Parametern: Grad der zerebellären Störung, anthropometrische Daten, Ergebnisse des Aufmerksamkeitsbelastungstests, Nervenleitgeschwindigkeiten (unter Ausschluß der Patienten mit möglichen anderen Ursachen einer Polyneuropathie), Knochendichtewerte, Enzyme im Serum, Elektrolyte im Serum, Nierenwerte im Serum, Harnsäure im Serum, Bilirubin im Serum, Glukose im Serum (unter Ausschluß der Diabetiker), Eisen im Serum, Lipide im Serum, Immunglobuline im Serum, hämatologische Parameter, Vitaminwerte im Blut (unter Ausschluß der Patienten mit Einnahme des jeweiligen Vitamins), Schilddrüsenwerte im Serum, Insulin im Serum, Parathormon im Serum, ADH im Serum und Sexualhormone im Serum. Die nach Behandlungsdauer aufgegliederten Werte für den Knochenmineralgehalt und die Knochenmasse wurden mit dem Kruskal-Wallis-Test verglichen, die Immunglobulin-Spiegel bei den bis zu 2 Jahren und über 10 Jahre behandelten Epileptikern mit dem Wilcoxon-Test. Der Vergleich der Parathormon- und Kalziumwerte sowie der Immunglobulin-Spiegel bei den Patienten mit und ohne Gingivahyperplasie erfolgte ebenfalls mit dem Wilcoxon-Test. Mit dem Wilcoxon-Test wurden weiterhin bei den mit Phenytoin behandelten Patienten mit und ohne zerebelläre Störungen die Behandlungsdauer mit Phenytoin, die mittlere Tagesdosis, die Gesamtdosis sowie die Maximaldosis von Phenytoin, der Behandlungsbeginn mit Phenytoin und der Phenytoin-Spiegel (bei den zum Untersuchungszeitpunkt mit Phenytoin behandelten Patienten) verglichen. Zusätzlich wurden mögliche Beziehungen zwischen Schweregrad der zerebellären Störung und Phenytoin-Spiegel im Plasma mit dem Spearman'schen Rangkorrelationskoeffizienten ermittelt. Bei den vier Gruppen der mit Phenytoin, Primidon, Carbamazepin und Valproat monotherapierten Patienten wurden Unterschiede der anthropometrischen Daten sowie die Ergebnisse sämtlicher apparativer und laborchemischer Untersuchungen mit dem Kruskal-Wallis-Test unter Angabe der Unterschiede nach Duncan zum Niveau $\alpha = 0{,}05$ erfaßt; auf eine Auswertung der bei den Frauen bestimmten Sexualhormone wurde dabei wegen zu kleiner Gruppengröße verzichtet. Auch hier wurden wieder die jeweils gefundenen p-Werte mit der Bonferroni-Holm-Methode für die einzelnen Gruppen zusätzlich auf ihre Wertigkeit hin (Signifikanz zum Niveau $\alpha=0{,}05$) überprüft. Bei den monotherapierten Patienten wurden zusätzlich die Plasmaspiegel des jeweiligen Antiepileptikums mit den in der Studie bestimmten Parametern mit Ausnahme der anthropometrischen Daten nach Geschlechtern getrennt mit Hilfe des Spearman'schen Rangkorrelationskoeffizienten korreliert. Beziehungen zwischen den Knochendichtemessungen und Parathormon, Calcium, alkalischer Phosphatase und anorganischem Phosphat im Serum wurden mit dem Spearman'schen Rangkorrelationskoffizienten überprüft, ebenso Beziehungen zwischen Gammaglutamyltranspeptidase und Lipiden sowie den Vitaminen der B-Gruppe, Folat und Vitamin D, außerdem Beziehungen zwischen neurographischen Parametern und Lipiden. Bei den Patientengruppen mit bzw. ohne zerebelläre Störungen, Gingivahyperplasie, Akne und Dermatitis wurden die Konzentrationen derjenigen Vitamine, die sich übereinstimmend bei beiden Geschlechtern unterschieden, mit dem Wilcoxon-Test verglichen. Der Spearman'sche Rangkorrelationskoeffizient diente wieder für die Aufdeckung möglicher Beziehungen zwischen Vitaminwerten im Blut und Immunglobulinen im Serum, Lipiden im Serum, neurographischen Parametern, Ergebnissen des Aufmerksamkeitsbelastungstests und Blutbild sowie zwischen Vitamin D (unter Berücksichtigung saisonaler Schwankungen) und Knochenmineralgehalt, Knochenmasse, Parathormon und Kalzium. Schließlich wurden noch die Korrelationen der Immunglobulin-Spiegel im Serum mit den Leuko- und Lymphozytenzahlen mit dem Spearman'schen Rangkorrelationskoeffizienten erfaßt. Mit dem Wilcoxon-Test wurden Unterschiede der Konzentrationen von Gammaglutamyltranspeptidase, Alaninaminotransferase und Aspartataminotransferase im Serum bei Patienten mit und ohne Dupuytren'sche Kontraktur überprüft.

3. Ergebnisse

3.1. Deskription und Vergleich mit den Kontrollpersonen

3.1.1. Epilepsieanamnese

Bei 262 Patienten (160 Männer, 102 Frauen) lag eine symptomatische Epilepsie vor, bei den restlichen 348 (198 Männer, 150 Frauen) eine idiopathische. Von den symptomatischen Epilepsien waren 56,5 % residual, 7,6 % tumorbedingt, 1,9 % vaskulär, 12,6 % postenzephalitisch, 16,8 % traumatisch und 4,6 % durch Alkohol induziert. 6 Epileptiker wiesen anamnestisch eine durch das Grundleiden bedingte Kleinhirnschädigung auf, 3 Männer und 1 Frau infolge eines Kleinhirntumors, 1 Mann infolge eines Kleinhirninsultes und 1 Frau infolge einer Enzephalitis, die das Zerebellum mitbetroffen hatte. Der Beginn des Anfallsleidens (x±s.d.) lag in unserem Kollektiv für die Männer bei 13,8±8,9, für die Frauen bei 12,6±8,5 Jahren.

3.1.2. Anfallsart

Einfache partielle Anfälle wiesen 53 Männer und 23 Frauen auf, komplexe partielle Anfälle 126 Männer und 106 Frauen, kleine generalisierte Anfälle 77 Männer und 71 Frauen und große generalisierte Anfälle 317 Männer und 227 Frauen. Bei der Aufgliederung letzterer ergaben sich folgende Häufigkeiten: Aufwach-Grand-mal 67 Männer und 54 Frauen, Schlaf-Grand-mal 37 Männer und 39 Frauen sowie diffuse Grand-mal 213 Männer und 134 Frauen. Der überwiegende Teil der Anfallskranken – 72,9 % bei den Männern und 73,4 % bei den Frauen – war medikamentös so gut eingestellt, daß im letzten Jahr vor der Untersuchung keine großen Anfälle beobachtet wurden.

3.1.3. Medikation

Der durchschnittliche Behandlungsbeginn (x±s.d.) lag bei 16,0±8,5 Jahren für die Männer und bei 15,8±8,1 Jahren für die Frauen. Die Dauer der medikamentösen Behandlung (x±s.d.) betrug bei den Männern 12,5±7,3, bei den Frauen 13,0±7,9 Jahre. Von den Antiepileptika wurde Phenytoin am

Tabelle 2. Häufigkeit der Einnahme der einzelnen Antiepileptika generell sowie zum Zeitpunkt der Untersuchung (in Klammern bei Patienten mit idiopathischer/symptomatischer Epilepsie) und mittlere Behandlungsdauer für die einzelnen Medikamente in Jahren

| | generelle Einnahme | | | | | | Einnahme zum Zeitpunkt der Untersuchung | | | | | |
| | ♂ Behandlungsdauer | | | ♀ Behandlungsdauer | | | ♂ Behandlungsdauer | | | ♀ Behandlungsdauer | | |
	N	MEAN	STD	N	MEAN	STD	N	MEAN	STD	N	MEAN	STD
Phenytoin	226 (108/118)	9,3	6,6	165 (85/80)	8,7	6,6	·154 (66/88)	10,9	6,8	86 (44/42)	10,4	6,8
Phenobarbital	83 (36/47)	8,2	5,7	45 (13/32)	9,4	7,2	36 (11/25)	9,0	6,2	20 (4/16)	13,6	7,8
Primidon	198 (117/81)	10,3	6,6	137 (83/54)	10,5	6,9	142 (90/52)	11,5	6,7	92 (61/31)	12,4	6,7
Carbamazepin	135 (54/81)	5,4	4,6	104 (46/58)	5,4	5,3	108 (43/65)	5,8	4,7	90 (40/50)	5,6	5,6
Barbexaclon	54 (37/17)	7,2	4,4	41 (25/16)	7,6	5,5	29 (21/8)	7,7	4,3	26 (17/9)	7,8	5,2
Mephenytoin	5 (3/2)	5,8	5,0	6 (3/3)	12,8	7,6	1 (1/—)	13,0	—	2 (1/1)	14,5	0,7
Ethosuximid	55 (46/9)	9,5	5,9	50 (44/6)	10,0	6,1	24 (22/2)	12,5	6,2	28 (26/2)	12,6	6,4
Valproat	104 (68/36)	4,0	2,3	67 (49/18)	3,7	2,2	82 (57/25)	4,3	2,3	47 (34/13)	4,2	2,2
Clonazepam	33 (15/18)	3,1	1,8	24 (8/16)	2,8	1,5	25 (11/14)	3,5	1,8	16 (5/11)	3,1	1,5
Mesuximid	10 (8/2)	8,9	7,1	8 (6/2)	6,5	6,3	3 (2/1)	9,3	11,9	4 (3/1)	8,8	8,5
Sultiam	6 (5/1)	6,2	7,7	13 (3/10)	5,1	3,7	1 (1/—	21,0	—	—	—	—
Oxazolidin	3 (2/1)	8,0	5,3	2 (2/—)	7,0	4,2	1 (1/—)	10,0	—	—	—	—

häufigsten eingenommen (391 Patienten), gefolgt von Primidon (335), Carbamazepin (234) und Valproat (171). Die genauen Daten einschließlich der jeweiligen durchschnittlichen Behandlungsdauer finden sich in Tabelle 2, die neben der generellen Häufigkeit der Einnahme zusätzlich die Angaben über die zum Zeitpunkt der Untersuchung zugeführten Antiepileptika enthält; aufgeführt sind weiterhin die Häufigkeiten der Verordnung bei idiopathischer und symptomatischer Epilepsie. Seit mindestens 1 Jahr vor dem Untersuchungszeitpunkt standen unter Monotherapie (Männer/Frauen): Phenytoin 33/25, Phenobarbital 2/1, Primidon 55/33, Carbamazepin 26/33, Barbexaclon 10/9, Mephenytoin 0/1, Ethosuximid 2/1, Valproat 26/15, Clonazepam 3/1, Mesuximid 1/1, Oxazolidin 1/0. Ein Teil dieser Patienten hatte früher andere Antiepileptika erhalten (von den Patienten unter Monotherapie mit Phenytoin 16, mit Primidon 37, mit Carbamazepin 36 und mit Valproat 21). An Zweierkombinationen wurden zum Zeitpunkt der Untersuchung am häufigsten Phenytoin und Phenobarbital eingenommen (19 Patienten), gefolgt von Phenytoin in Kombination mit Carbamazepin (17) und Primidon (14) sowie von Primidon in Kombination mit Ethosuximid (13) und Valproat (10). Die Tagesdosis (x±s.d.) aller eingenommenen Antiepileptika betrug bei den Männern unseres Kollektivs 7,32±3,44, bei den Frauen 6,97±3,05 Äquivalenzeinheiten/d. Für die Patienten mit idiopathischer Epilepsie lag die durchschnittliche Tagesdosis bei 7,15, für diejenigen mit symptomatischer bei 7,21 Äquivalenzeinheiten/d. Für die mit Phenytoin monotherapierten Patienten betrug der Serumspiegel (x±s.d.) 9,2±5,3 (männlich) bzw. 9,0±6,1 (weiblich), für die unter Primidon 12,9±9,3 (männlich) bzw. 19,2±11,7 (weiblich) für Phenobarbital und 11,8±5,6 (männlich) bzw. 11,1±5,1 (weiblich) für Primidon, für die unter Carbamazepin 7,4±1,9 (männlich) bzw. 7,3±3,1 (weiblich) und für die unter Valproat 59,8±21,5 (männlich) bzw. 61,9±31,4 (weiblich) mg/l. Für das Gesamtkollektiv ergaben sich für die Serumspiegel folgende Werte (x±s.d.): Phenytoin (n=236) 8,6±6,1, Phenobarbital (n=332) 19,1±12,4, Primidon (n=231) 10,3±4,8, Carbamazepin (n=193) 6,4±2,8, Valproat (n=127) 49,4±22,4 und Ethosuximid (n=48) 50,8±24,5 mg/l.

3.1.4. Allgemeine Anamnese und Begleiterkrankungen

146 Männer (40,8 %) und 65 Frauen (25,8 %) gaben Nikotinkonsum an. Dabei rauchten 44 Männer und 32 Frauen 1–10 Zigaretten pro Tag, 61 Männer und 22 Frauen 11–20, 31 Männer und 9 Frauen 21–30 und 10 Männer und 2 Frauen über 30. Alkoholkonsum wurde von 206 männlichen (57,4 %) und 176 weiblichen Anfallskranken (69,8 %) negiert, vom restlichen Kollektiv nahmen 105 Männer und 64 Frauen eine geschätzte tägliche Menge von 1–20 g Alkohol pro Tag zu sich, 29 Männer und 64 Frauen 21–40 g/d, 10 Männer

und 2 Frauen 41–60 g/d und 8 Männer sowie 1 Frau über 60 g/d. 101 Kinder (davon 44 von 30 Vätern und 57 von 37 Müttern) waren in unserem Kollektiv vor Einnahme von Antiepileptika geboren worden, 186 (davon 74 von 53 Vätern und 112 von 80 Müttern) während der Medikation. Einen erhöhten Blutdruck in der Anamnese gaben auf gezieltes Befragen 26 Männer (7,3 %) und 8 Frauen (3,2 %) an, erhöhten Blutzucker 6 Männer (1,7 %) und 1 Frau (0,4 %), erhöhte Blutfette 9 Männer (2,5 %) und 3 Frauen (1,2 %), eine Herzerkrankung 11 Männer (3,1 %) und 11 Frauen (4,4 %), eine Lebererkrankung 57 Männer (15,9 %), davon 30 bereits vor Antiepileptikaeinnahme, und 21 Frauen (8,3 %), davon 8 vor der antiepileptischen Behandlung, eine Blutarmut 3 Männer (0,8 %) und 8 Frauen (3,2 %), Asthma 3 Männer (0,8 %) und 3 Frauen (1,2 %), Bronchitis 9 Männer (2,6 %) und 9 Frauen (3,6 %), Herzerkrankungen 12 Männer (3,4 %) und 4 Frauen (1,6 %), niedrigen Blutdruck 36 Männer (10,1 %), davon 29 vor Antiepileptikaeinnahme, und 87 Frauen (34,5 %), davon 63 vor Therapie mit Antikonvulsiva, Varicosis 11 Männer (3,1 %) und 13 Frauen (5,2 %), Cholezystitiden 8 Männer (2,2 %) und 10 Frauen (4 %), Cholelithiasis 5 Männer (1,4 %) und 9 Frauen (3,6 %), Pankreaserkrankungen 3 Männer (0,8 %) und 4 Frauen (1,6 %), Gastroenteritis 21 Männer (5,9 %) und 14 Frauen (5,6 %), Magen- und Duodenalulcera 19 Männer (5,6 %) und 8 Frauen (3,2 %), Harnwegs- und Harnblasenentzündungen 11 Männer (3 %) und 70 Frauen (27,8 %), davon 29 vor Antiepileptikaeinnahme, Nierensteine 9 Männer (2,5 %) und 1 Frau (0,4 %), Tumoren 3 Männer (1,4 %) und 10 Frauen (4,0 %), Allergien 60 Männer (16,8 %), davon 52 vor antiepileptischer Behandlung, und 67 Frauen (26,6 %), davon 49 vor Therapie mit Antikonvulsiva, nervöse Erschöpfungszustände 5 Männer (1,4 %) und 6 Frauen (2,4 %). Im Fragebogen nicht aufgeführte weitere genannte Erkrankungen waren: 5 x Struma (davon 3 x Zustand nach Operation), 4 x Migräne, 3 x rezidivierende Gastritis, 2 x Hyper-, 2 x Hypothyreose, 2 x rezidivierende Sinusitiden, 2 x rezidivierende Lumboischialgien, 2 x rezidivierende Tonsillitiden, 1 x Hämorrhoiden, 1 x Prostatitis, 1 x Zustand nach Landry'scher Paralyse, 1 x Makula-Degeneration, 1 x Ascaridiasis, 1 x rezidivierende Kolpitiden, 1 x Gicht, 1 x Farbenblindheit, 1 x Neurodermititis, 1 x Typhus, 1 x Zustand nach Osteomyelitis im Kindesalter, 1 x Steißbeinfistel, 1 x Zustand nach Karditis, 1 x Kreislaufdysregulation, 1 x Zustand nach Peritonitis infolge Sectio caesarea.

3.1.5. Zusätzlich eingenommene Medikamente

Zusätzlich zu den Antiepileptika wurden am häufigsten Vitaminpräparate eingenommen (55, hiervon 13 x Multivitamine, 15 x Vitamin D [davon 6 x zu einem früheren Zeitpunkt], 8 x Vitamin B_{12}, je 7 x Folat und Vitamin B_6, 5 x Vitamin C, je 3 x Vitamin A und Vitamin B_1), gefolgt von Schilddrüsenhormonen (24), Beruhigungsmitteln (15), Antihypotonika (14), Analgetika (9), Antidepressiva (7), Neuroleptika (59), Ovulationshemmern (5), Abführmitteln (5), β-Rezeptoren-Blockern (5), Nootropika (5), Diuretika (4), Antihypertensiva (3), Antazida (3), Antibiotika (3), Allopurinol (2), Herzglykosiden (2); je 1 x wurden Insulin, Glibenclamid, INH, Ethambutol, Dexamethason und Antihistaminika eingenommen.

3.1.6. Anamnestische Angaben zu möglichen Nebenwirkungen der Antiepileptika

Eine Phenytoin-Intoxikation in der Anamnese wurde von 39 Epileptikern (20 Männer, 19 Frauen) angegeben, die Dauer der Intoxikation betrug im Median 14 Tage. Bewegungsabhängige Schulterschmerzen wurden von 35 Patienten (13 Männer, 22 Frauen) geschildert, davon in 7 Fällen zu einem früheren Zeitpunkt und nicht im letzten halben Jahr. Oberbauchbeschwerden beklagten insgesamt 9 Patienten, Obstipation 66 Patienten (25 Männer, 41 Frauen), davon 5 nicht im letzten halben Jahr vor der Untersuchung, gehäufte Diarrhoen 36 Patienten (26 Männer, 10 Frauen), 2 davon nicht im letzten halben Jahr, Übelkeit 25 Patienten (10 Männer, 15 Frauen) und Erbrechen 19 Patienten (7 Männer, 12 Frauen). Über zu seltene Miktion klagte 1 männlicher Patient, über Pollakisurie 10 Patienten (3 Männer, 7 Frauen), über Gelenkschmerzen 45 Patienten (22 Männer, 23 Frauen), davon nur 3 nicht innerhalb des letzten halben Jahres vor der Untersuchung. 11 Frauen und 1 Mann berichteten über Auffälligkeiten bei 12 neugeborenen Kindern: 3 x angeborene Hüftgelenksdysplasie, 2 x Kiefergaumenspalte, 1 x Imbezillität, 1 x urogenitale Mißbildung (Tod im Alter von 4 Wochen), 1 x Tumor hinter dem Auge (?), 2 x Vorhofseptumdefekt, 1 x Fehlen der Endglieder des Kleinfingers beidseits, 1 x Frühgeburt (verstorben). Schwangerschaften trotz Einnahme von hormonellen Antikonzeptiva wurden in 4 Fällen verzeichnet, 2 x unter Sequilar und 2 x unter Eugynon. 1 Mann beklagte Kinderlosigkeit trotz Kinderwunsch, 16 Männer Potenzstörungen, 7 fehlende Erektion, 1 fehlenden Samenerguß bei erhaltener Erektion. Unwillkürliche Zuckungen von Muskelfasern wurden von 6 Patienten (3 Männer, 3 Frauen) angegeben, orale Hyperkinesen von 10 Patienten (2 Männer, 8 Frauen), Hyperkinesen der Extremitäten von 12 Patienten (10 Männer, 2 Frauen); 2 Frauen aus den beiden letztgenannten Gruppen berichteten über eine Kombination von Hyperkinesen im Gesicht und an den Extremitäten.

3.1.7. Klinische Untersuchungsbefunde

Die Häufigkeit der bei der klinischen Untersuchung gefundenen Auffälligkeiten sowie der jeweilige Schweregrad ist Tabelle 3 zu entnehmen. Nicht

Tabelle 3. Klinische Auffälligkeiten bei den Epileptikern (*0* = nicht vorhanden, *1* = leicht, *2* = mäßig, *3* = ausgeprägt)

	Sex	0	1	2	3
Gangunsicherheit	Ges.	598	9	2	1
	M	351	6	0	1
	F	247	3	2	0
Romberg'scher Versuch positiv	Ges.	602	5	2	1
	M	352	5	0	1
	F	250	0	2	0
Intentionstremor beim FNV	Ges.	585	21	3	1
	M	339	17	1	1
	F	246	4	2	0
Dysdiadochokinese	Ges.	563	39	6	2
	M	331	20	5	2
	F	232	19	1	0
Blickrichtungsnystagmus	Ges.	504	100	4	2
	M	293	61	2	3
	F	211	39	2	0
Dysarthrie	Ges.	581	25	3	1
	M	335	19	3	1
	F	246	6	0	0
Gingivahyperplasie	Ges.	440	127	43	–
	M	264	70	24	–
	F	176	57	19	–
Dupuytren'sche Kontraktur	Ges.	449	129	25	7
	M	243	87	21	7
	F	206	42	4	0
Hypertrichose	Ges.	571	34	5	–
	M	354	4	0	–
	F	217	30	5	–
Chloasma-ähnliche Pigmentation	Ges.	593	15	2	–
	M	355	3	0	–
	F	238	12	2	–
Akne	Ges.	503	77	24	6
	M	313	36	8	1
	F	190	41	16	5
Alopezie	Ges.	598	11	1	–
	M	347	10	1	–
	F	251	1	0	–
Dermatitis	Ges.	566	42	2	–
	M	332	24	2	–
	F	234	18	0	–
Ödeme	Ges.	597	8	5	–
	M	353	4	1	–
	F	244	4	4	–
orale Hyperkinesen	Ges.	606	3	1	–
	M	357	1	0	–
	F	249	2	1	–
sonstige Auffälligkeiten	Ges.	544	66	—	–
	M	313	45	—	–
	F	231	21	—	–

beobachtet wurden in unserem Kollektiv Lymphadenopathien, Faszikulieren und Choreoathetose. 3 Patienten (1 Mann, 2 Frauen) zeigten diskrete, 1 Frau deutlichere orale Hyperkinesen. Zusätzlich fielen bei der Untersuchung durch die Grunderkrankung bedingte Symptome wie spastische Hemiparese (11 x), Blickparese (2 x), Stauungspapille (5 x), Amblyopie (3 x), Gesichtsfeldeinschränkung (2 x), Debilität (7 x), Strabismus (2 x), multiple Fibrome und Café-au-lait-Flecken (2 x) auf. Je 2 Patienten boten deutliche Zeichen einer Varicosis, eines essentiellen Tremors, einer Psoriasis vulgaris oder multipler Verrucae, je einer Symptome einer Herzinsuffizienz, Ichthyosis vulgaris, eines Kontaktekzems sowie eines Karpaltunnelsyndroms.

3.1.8. Anthropometrische Daten

Die Mittelwerte für Körpergröße, Körpergewicht, Broca-Index und Quetelet-Index der männlichen und weiblichen Epileptiker sind in Tabelle 4 im Vergleich mit den entsprechenden Daten der Heidelberg-Studie aufgelistet.

3.1.9. Neurographische Parameter und myasthenische Reaktion

Insgesamt wurden die Leitgeschwindigkeiten bei 581 Patienten bestimmt. Die Mittelwerte sowie Standardabweichungen betrugen für die motorische Leitgeschwindigkeit des N. medianus bei den Männern (n=340) 55,6±3,9 m/s, bei den Frauen (n=241) 55,9±4,1 m/s, für die sensible Leitgeschwindigkeit des N. medianus bei den Männern 60,7±4,9 m/s, bei den Frauen 61,3±4,8 m/s und für die motorische Leitgeschwindigkeit des N. peronaeus bei den Männern 48,6±4,1 m/s, bei den Frauen 50,0±3,7 m/s. 33 Patienten boten eine bekannte mögliche Ursache für eine Polyneuropathie (Diabetes

Tabelle 4. Vergleich der anthropometrischen Daten zwischen Epileptikern und dem Kollektiv der Heidelberg-Studie ([+] signifikant nach der Bonferroni-Holm-Methode zum Niveau alpha = 0.05)

| | Sex | Epileptiker | | | Kontrollkollektiv | | | p |
		N	$\bar{x}$	s.d.	N	$\bar{x}$	s.d.	(Wilcoxon-Test)
Körpergröße	M	358	175.7	7.35	795	174.9	6.69	n.s.
(cm)	F	252	162.9	6.53	759	164.6	6.15	0.0004[+]
Körpergewicht	M	358	74.37	11.21	797	75.25	10.52	n.s.
(kg)	F	252	61.66	10.59	759	60.16	9.34	0.0260[+]
Broca-Index	M	358	0.98	0.12	795	1.01	0.13	0.0103[+]
	F	252	0.98	0.15	759	0.93	0.14	0.0001[+]
Quetelet-Index	M	358	24.05	3.03	795	24.60	3.21	0.0162[+]
(kg/m^2)	F	252	23.20	3.60	759	22.20	3.24	0.0001[+]

Tabelle 5. Vergleich der Nervenleitgeschwindigkeiten zwischen Epileptikern und Normalpersonen ($^+$ signifikant nach der Bonferroni-Holm-Methode zum Niveau alpha = 0.05)

| | Epileptiker | | | Kontrollkollektiv | | | p |
	N	$\bar{x}$	s.d.	N	$\bar{x}$	s.d.	(Wilcoxon-Test)
N. med. mot. (m/s)	548	55.8	4.0	70	57.5	3.3	0.0002^+
N. med. sens. (m/s)	548	61.1	4.8	70	62.7	3.9	0.0014^+
N. per. mot. (m/s)	548	49.3	3.9	70	51.9	4.0	0.0001^+

mellitus, Alkoholabusus). Sie wurden beim Vergleich mit dem Normalkollektiv in Tabelle 5 nicht berücksichtigt. Von den verbleibenden 548 Epileptikern wiesen 69 eine Verlangsamung der Leitgeschwindigkeit des N. peronaeus unter 45 m/s auf, 21 eine Reduktion der motorischen Leitgeschwindigkeit des N. medianus unter 50 m/s und 44 eine Erniedrigung der sensiblen Leitgeschwindigkeit des N. medianus unter 55 m/s; unter Berücksichtigung der Überschneidungen verblieben 102 Patienten, bei denen mindestens eine Leitgeschwindigkeit auffällig war. Von 582 entsprechend untersuchten Patienten wiesen 21 eine diskrete Reduktion ($\leq 5\%$) des fünften Antwortpotentials bei repetitiver Stimulation des N. peronaeus auf, die noch nicht als pathologisch einzustufen ist. 10 Patienten (4 Männer, 6 Frauen) zeigten eine Reduktion dieses Antwortpotentials um 10%, ein Mann eine Erniedrigung um 15%.

3.1.10. Aufmerksamkeitsbelastungstest

Der Standardwert des Gesamttestwertes (x±s.d.) betrug bei den Männern (n=298) 95,9±11,7, bei den Frauen (n=207) 97,2±12,2; die entsprechenden Werte für den Standardwert des Gesamttestwerts abzüglich der Fehler beliefen sich auf 94,2±11,7 bei den Männern und auf 95,7±12,2 bei den Frauen.

3.1.11. Knochendichtewerte

Die Resultate der Messung von Knochenmineralgehalt, Knochenweite und Knochenmasse bei den Epileptikern sind in Tabelle 6 im Vergleich zu gleichaltrigen Normalpersonen wiedergegeben. Werte von weniger als 0,76 g/cm^2 für die Knochenmasse boten 68 männliche und Werte unter 0,68 g/cm^2 75 weibliche Anfallskranke.

Tabelle 6. Vergleich der Knochendichtewerte und der Knochenweite zwischen Epileptikern und Normalpersonen

	Sex	Epileptiker			Kontrollpersonen			zweiseitiger
		N	x̄	s.d.	N	x̄	s.d.	t-Test
Knochenmineral-	M	353	0.830	0.082	177	0.889	0.075	$p < 0.001$
gehalt (g/cm)	F	243	0.713	0.064	155	0.773	0.057	$p < 0.001$
Knochenweite	M	353	1.466	0.142	177	1.477	0.136	n.s.
(cm)	F	243	1.248	0.111	155	1.251	0.119	n.s.
Knochenmasse	M	353	1.215	0.175	177	1.313	0.159	$p < 0.001$
(g/cm²)	F	243	0.890	0.121	155	0.961	0.110	$p < 0.001$

3.1.12. Enzyme im Serum

Tabelle 7 zeigt die Werte für alkalische Phosphatase, Alaninaminotransferase, Aspartataminotransferase und Gammaglutamyltranspeptidase bei den Anfallskranken im Vergleich zu den Probanden der Heidelberg-Studie; zusätzlich sind in den Abbildungen 1 und 2 die entsprechenden Häufigkeitsverteilungskurven für alkalische Phosphatase, und Gammaglutamyltranspeptidase dargestellt. Werte der Aspartataminotransferase über 18 U/l boten 22 Männer und 8 Frauen unseres Kollektivs, Werte der Alaninaminotransferase über 22 U/l 66 Männer und über 17 U/l 37 Frauen.

3.1.13. Elektrolyte im Serum

Die Mittelwerte für die Konzentrationen von Calcium, Chlorid, Kalium, Natrium und anorganischem Phosphat im Serum sind in Tabelle 8 im Vergleich zu den Resultaten bei der Heidelberg-Studie aufgelistet. Calcium-

Tabelle 7. Vergleich der Enzymkonzentrationen im Serum zwischen Epileptikern und dem Kollektiv der Heidelberg-Studie ([+] signifikant nach der Bonferroni-Holm-Methode zum Niveau alpha = 0.05)

	Sex	Epileptiker			Kontrollkollektiv			p
		N	x̄	s.d.	N	x̄	s.d.	(Wilcoxon-Test)
alkalische Phos-	M	355	143.80	48.98	786	96.22	40.95	0.0001[+]
phatase (U/l)	F	248	120.70	35.91	751	89.04	42.24	0.0001[+]
Alaninamino-	M	355	17.15	10.86	787	16.54	10.17	n.s.
transferase (U/l)	F	245	12.71	9.53	753	10.94	6.08	0.0224[+]
Aspartatamino-	M	355	11.70	7.83	783	12.32	7.07	0.0003[+]
transferase (U/l)	F	245	10.31	9.05	753	9.59	3.77	n.s.
Gammaglutamyl-	M	354	59.91	67.68	782	22.28	31.65	0.0001[+]
transpept. (U/l)	F	246	36.56	44.50	751	12.39	17.67	0.0001[+]

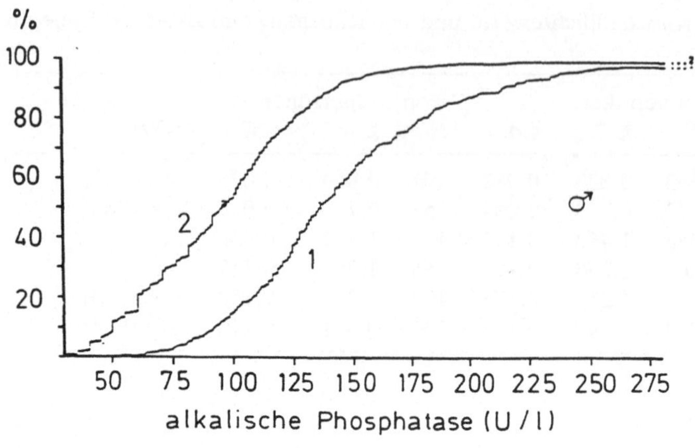

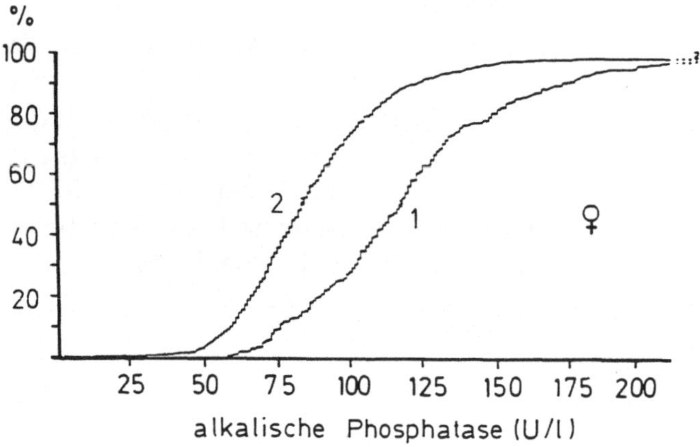

Abb. 1. Häufigkeitsverteilungskurven für die alkalische Phosphatase im Serum bei Anfallskranken *(1)* und Kontrollkollektiv *(2)*

Tabelle 8. Vergleich der Elektrolytkonzentrationen im Serum zwischen Epileptikern und dem Kollektiv der Heidelberg-Studie ([+] signifikant nach der Bonferroni-Holm-Methode zum Niveau alpha = 0.05)

	Sex	Epileptiker			Kontrollkollektiv			p
		N	$\bar{x}$	s.d.	N	$\bar{x}$	s.d.	(Wilcoxon-Test)
Calcium	M	347	2.36	0.14	786	2.38	0.09	n.s.
(mmol/l)	F	243	2.29	0.13	752	2.25	0.10	0.0001[+]
Chlorid	M	340	102.6	2.81	703	103.0	3.54	n.s.
(mmol/l)	F	240	103.50	2.69	743	104.80	3.20	0.0001[+]
Kalium	M	346	3.84	0.41	783	4.01	0.41	0.0001[+]
(mval/l)	F	244	3.71	0.34	752	3.80	0.30	0.0083[+]
Natrium	M	348	140.5	2.71	785	140.6	2.75	n.s.
(mmol/l)	F	245	140.3	2.66	752	138.8	2.57	0.0001[+]
anorg. Phosphat	M	344	1.02	0.19	783	1.00	0.17	n.s.
(mmol/l)	F	239	1.10	0.18	752	1.04	0.17	0.0001[+]

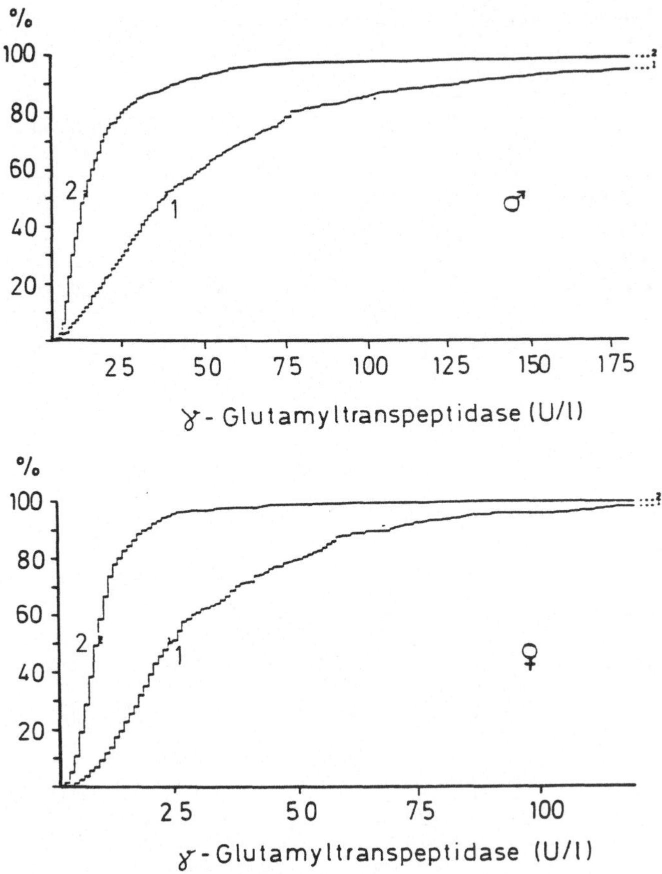

Abb. 2. Häufigkeitsverteilungskurven für die Gammaglutamyltranspeptidase im Serum bei Anfallskranken *(1)* und Kontrollkollektiv *(2)*

werte unter 2,25 mmol/l wiesen 59 Männer und 86 Frauen unseres Kollektivs auf, Chloridwerte unter 97 mmol/l 7 Männer und 2 Frauen, Natriumwerte über 145 mmol/l 8 Männer und 7 Frauen und Kaliumwerte unter 3,5 mmol/l 49 Männer und 50 Frauen.

3.1.14. Harnstoff und Kreatinin

Die Nierenwerte im Vergleich zwischen Epileptikern und Kontrollpersonen gibt Tabelle 9 wieder, die Häufigkeitsverteilungskurven für Kreatinin Abbildung 3.

Tabelle 9. Vergleich der Nierenwerte im Serum zwischen Epileptikern und dem Kollektiv der Heidelberg-Studie ([+] signifikant nach der Bonferroni-Holm-Methode zum Niveau alpha = 0.05)

	Sex	Epileptiker			Kontrollkollektiv			p
		N	$\bar{x}$	s.d.	N	$\bar{x}$	s.d.	(Wilcoxon-Test)
Kreatinin	M	335	0.92	0.20	786	1.10	0.17	0.0001[+]
(mg/dl)	F	236	0.79	0.19	749	0.93	0.18	0.0001[+]
Harnstoff	M	335	30.07	7.09	787	32.27	7.71	0.0001[+]
(mg/dl)	F	234	26.32	7.45	752	27.90	6.85	0.0001[+]

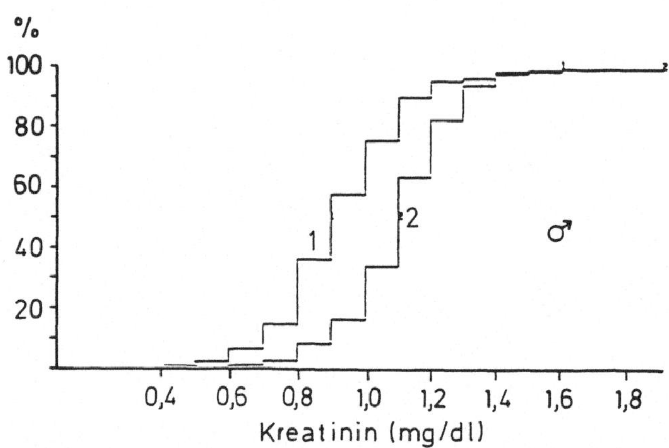

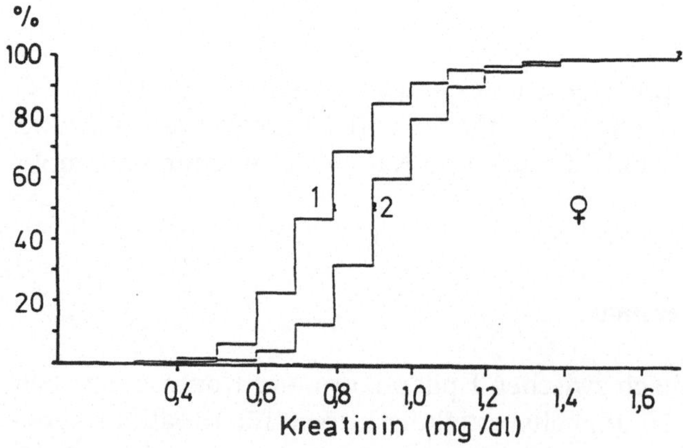

Abb. 3. Häufigkeitsverteilungskurven für Kreatinin im Serum bei Anfallskranken *(1)* und Kontrollkollektiv *(2)*

28

Tabelle 10. Vergleich der Konzentration weiterer serologischer Parameter zwischen Epileptikern und dem Kollektiv der Heidelberg-Studie (+ signifikant nach der Bonferroni-Holm-Methode zum Niveau alpha = 0.05)

| | Sex | Epileptiker | | | Kontrollkollektiv | | | p |
		N	$\bar{x}$	s.d.	N	$\bar{x}$	s.d.	(Wilcoxon-Test)
Bilirubin	M	356	0.52	0.22	785	0.87	1.02	0.0001[+]
(mg/dl)	F	247	0.44	0.17	752	0.66	0.28	0.0001[+]
Eisen	M	309	21.12	7.58	689	25.26	7.72	0.0001[+]
(umol/l)	F	228	20.63	8.37	749	21.73	8.14	0.0304[+]
Glukose	M	341	84.73	23.12	786	89.47	22.35	0.0001[+]
(mg/dl)	f	240	80.04	12.38	750	78.55	17.38	0.0030[+]
Harnsäure	M	326	4.71	1.36	787	6.38	1.13	0.0001[+]
(mg/dl)	F	228	3.46	1.08	748	4.45	0.82	0.0001[+]

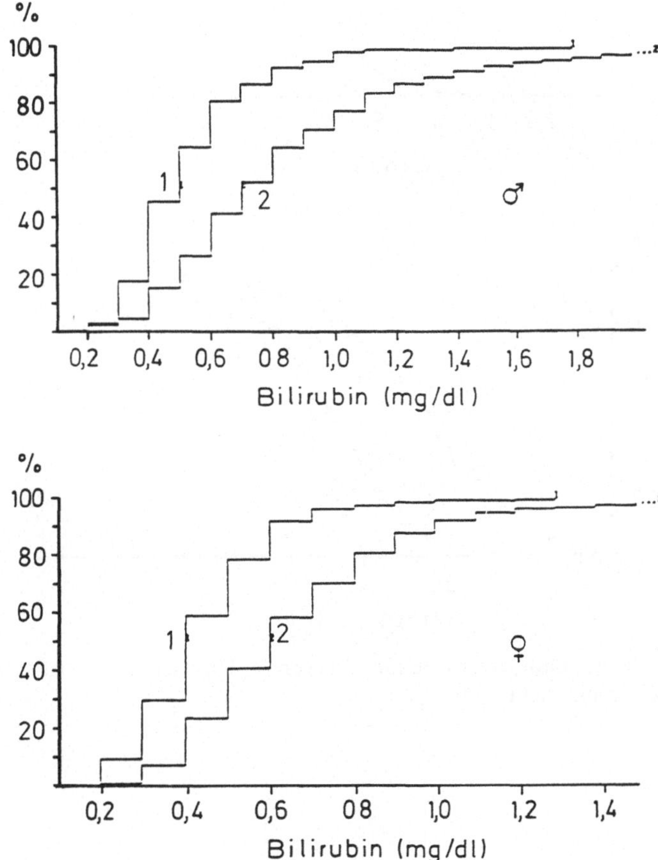

Abb. 4. Häufigkeitsverteilungskurven für Bilirubin im Serum bei Anfallskranken *(1)* und Kontrollkollektiv *(2)*

29

3.1.15. Bilirubin, Eisen, Glukose und Harnsäure im Serum

Die Werte für Bilirubin, Eisen, Glukose und Harnsäure bei Epileptikern
zeigt Tabelle 10 im Vergleich zu den Befunden bei den Normalpersonen. Die
Häufigkeitsverteilungen für Bilirubin und Harnsäure sind in den Abbildungen 4 und 5 dargestellt.

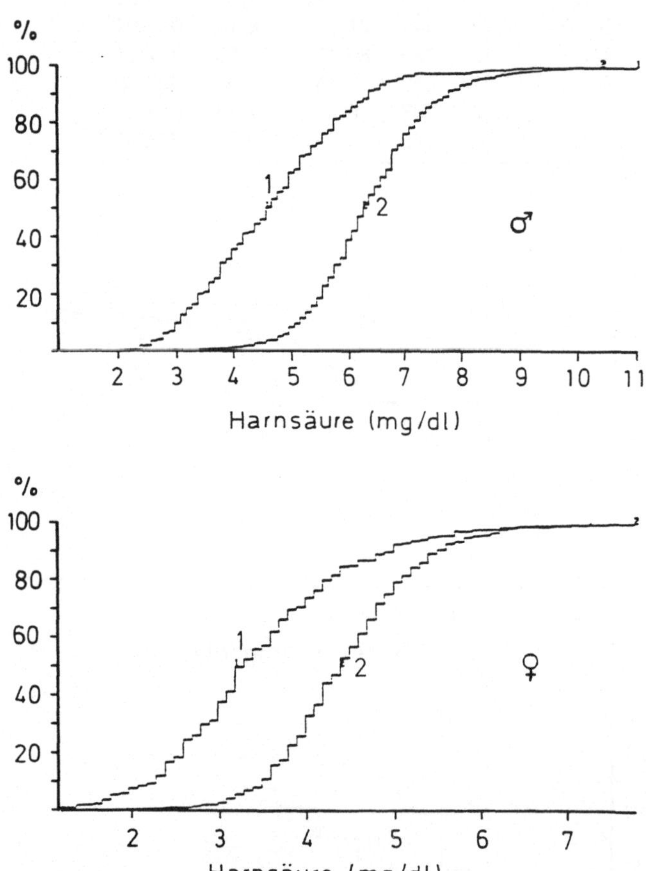

Abb. 5. Häufigkeitsverteilungskurven für Harnsäure im Serum bei Anfallskranken *(1)* und
Kontrollkollektiv *(2)*

Tabelle 11. Vergleich der Lipidkonzentrationen im Serum zwischen Epileptikern und gleichaltrigen Probanden der HKP-Studie ([+] signifikant nach der Bonferroni-Holm-Methode zum Niveau alpha = 0.05)

	Sex	Epileptiker			Kontrollkollektiv			p
		N	$\bar{x}$	s.d.	N	$\bar{x}$	s.d.	(Wilcoxon-Test)
Triglyceride (mg/dl)	M	356	129.24	85.37	400	144.53	100.46	0.3456
	F	252	106.47	53.71	218	105.01	46.87	0.4628
Phospholipide (mg/dl)	M	340	244.54	56.08	299	243.64	56.41	0.7980
	F	238	264.91	58.19	212	262.12	58.48	0.5085
Cholesterol (mg/dl)	M	355	210.74	41.05	403	207.57	46.51	0.0907
	F	251	212.26	37.00	218	198.37	37.87	0.0001[+]
Apolipoprotein B	M	336	113.99	31.83	389	110.61	36.21	0.0429
(mg/dl)	F	244	108.86	31.34	213	102.42	26.67	0.0212
Apolipoprotein A_1	M	353	144.73	31.75	404	145.77	29.75	0.2600
(mg/dl)	F	247	165.84	36.52	211	149.99	34.13	0.0001[+]
Apolipoprotein A_2	M	350	29.27	12.05	194	25.44	6.99	0.0004[+]
(mg/dl)	F	244	24.76	10.87	123	27.19	7.37	0.0011[+]
LDL-Cholesterol (mg/dl)	M	350	131.41	36.28	373	126.75	37.82	0.0776
	F	249	128.91	36.05	217	124.93	35.73	0.1063
HDL-Cholesterol (mg/dl)	M	350	44.88	13.70	376	49.89	14.03	0.0001[+]
	F	248	54.44	14.97	217	52.42	16.94	0.1222

3.1.16. Lipide im Serum

Die Lipidkonzentrationen im Serum bei Anfallskranken im Vergleich zu denen der Probanden der Wiesloch-Eberbacher Herz-Kreislauf-Präventions-studie zeigt Tabelle 11.

3.1.17. Immunglobuline im Serum

Die Serumkonzentrationen von IgA, IgG und IgM finden sich im Vergleich mit dem Kontrollkollektiv in Tabelle 12. Kein Epileptiker hatte eine IgA-Konzentration unter 5 mg/dl.

Tabelle 12. Vergleich der Immunoglobulinkonzentrationen im Serum zwischen Epileptikern und gleichaltrigen Probanden der HKP-Studie ([+] signifikant nach der Bonferroni-Holm-Methode zum Niveau alpha = 0.05)

	Sex	Epileptiker			Kontrollkollektiv			p
		N	$\bar{x}$	s.d.	N	$\bar{x}$	s.d.	(Wilcoxon-Test)
IgA (mg/dl)	M	288	185.95	92.10	202	202.76	100.50	0.0737
	F	203	182.20	107.46	83	182.93	79.73	0.4118
IgG (mg/dl)	M	288	1125.85	290.05	203	991.48	306.74	0.0001[+]
	F	204	1173.49	297.59	84	1224.45	543.63	0.3753
IgM (mg/dl)	M	281	119.98	71.83	204	139.46	103.84	0.0259
	F	204	157.95	73.75	83	187.45	118.21	0.1837

3.1.18. Hämatologische Werte

Die Werte für Hämatokrit, Erythrozytenzahl, Hämoglobin, MCH, MCHC, MCV, Leukozytenzahl und BKS zeigt Tabelle 13 im Vergleich zu den Resultaten bei der Heidelberg-Studie. Die Häufigkeitsverteilungskurven der Leukozytenzahlen finden sich in Abbildung 6. Erythrozytenwerte unter $4,6/nm^3$ hatten 34 Männer, unter $4,5/nm^3$ 140 Frauen, Hämoglobinkonzentrationen unter 14 g/dl 21 Männer und unter 12 g/dl 8 Frauen, ein mittleres Einzelzellvolumen über 101 um³ 3 Männer und 4 Frauen. Die entsprechend dem jeweiligen Differentialblutbild errechneten Zahlen der einzelnen Blutzellen (x±s.d.) betrugen für die Granulozyten bei den Männern unseres Kollektivs (n=315) 4062±1664 pro ul, bei den Frauen (n=227) 3710±1407, für die Lymphozyten bei den Männern 1842±731, bei den Frauen 1762±673, für die Eosinophilen bei den Männern 70,1±119, bei den Frauen 59,8±113, für die

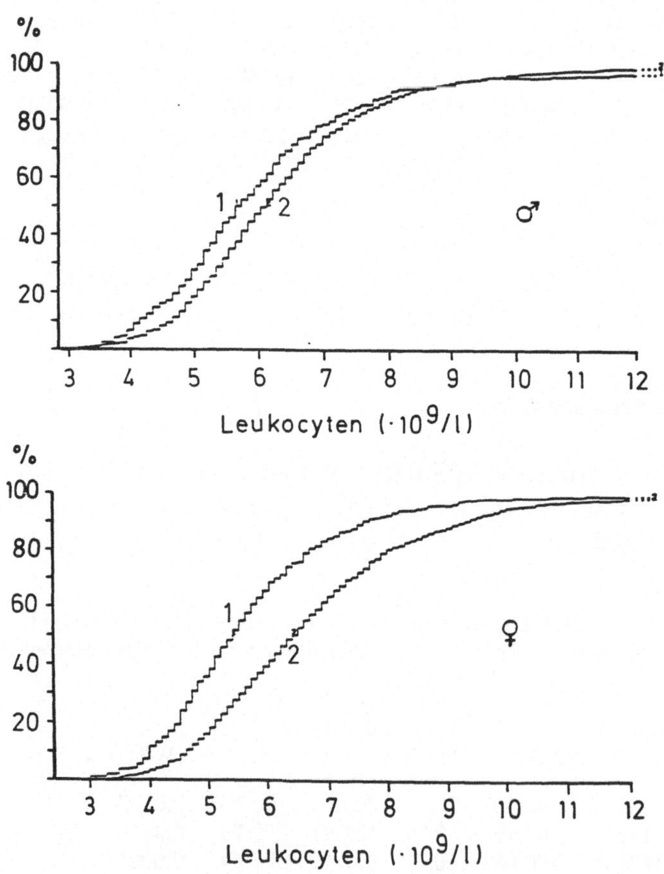

Abb. 6. Häufigkeitsverteilungskurven für die Leukozyten im Blut bei Anfallskranken *(1)* und Kontrollkollektiv *(2)*

Tabelle 13. Vergleich der hämatologischen Werte zwischen Epileptikern und dem Kollektiv der Heidelberg-Studie ([+] signifikant nach der Bonferroni-Holm-Methode zum Niveau alpha = 0.05)

	Sex	Epileptiker N	$\bar{x}$	s.d.	Kontrollkollektiv N	$\bar{x}$	s.d.	p (Wilcoxon-Test)
Hämatokrit	M	339	45.03	3.2	767	44.04	3.56	0.0001[+]
(Vol %)	F	238	40.06	3.29	748	40.17	2.91	n.s.
Erythrozyten	M	340	5.02	0.37	766	5.14	0.41	0.0001[+]
(x 10°/mm^3)	F	238	4.43	0.38	748	4.46	0.34	n.s.
Hämoglobin	M	341	15.71	1.06	767	15.70	1.12	n.s.
(g/dl)	F	238	13.86	1.16	748	13.65	0.90	0.0018[+]
MCH	M	336	31.68	1.94	766	30.63	1.86	0.0001[+]
(pg)	F	238	31.69	1.79	747	31.28	2.17	0.0003[+]
MCHC	M	295	34.53	1.66	767	35.74	2.3	0.0001[+]
(%)	F	225	34.18	1.55	748	34.06	1.93	0.0283[+]
MCV	M	339	90.14	4.49	766	85.93	5.48	0.0001[+]
(um^3)	F	238	90.83	4.70	747	90.54	4.65	n.s.
Leukozyten	M	320	6.17	1.95	767	6.45	2.15	0.0012[+]
(x 10^6/l)	F	230	5.67	1.58	748	6.70	1.88	0.0001[+]
BKS 1^h	M	304	2.73	3.87	726	5.64	4.81	0.0001[+]
(mm/h)	F	222	4.91	5.94	750	8.39	9.54	0.0001[+]

Basophilen bei den Männern 12,7±32,1, bei den Frauen 8,4±28,5, für die Monozyten bei den Männern 129±171, bei den Frauen 103±139 und für die Stabkernigen bei den Männern 29,2±95,6, bei den Frauen 25,3±90,9. Die Thrombozytenwerte (x±s.d.) lagen bei 239000±60000 pro ul für die Männer und bei 238000±67000 für die Frauen.

3.1.19. Vitamine im Blut

In Tabelle 14 werden die Vitaminkonzentrationen im Blut der Epileptiker mit denen der Kontrollpersonen verglichen. Die Häufigkeitsverteilungskurven für α_{EGR}, Pyridoxal-5-phosphat, Folat, Biotin und 25-Hydroxycalciferol zeigen die Abbildungen 7–11. Mittelwert und Standardabweichungen für ETK_0 und $EGOT_0$, die in Tabelle 14 nicht aufgeführt sind, betrugen bei den Männern 66,6±14,0 bzw. 306,3±81,2 und bei den Frauen 63,3±13,7 bzw. 293,0±81,6 umol Substrat, das pro Minute und pro Liter Erythrozyten-Suspension mit einem Hämatokrit von 40% bei Testtemperatur transformiert wird. α_{ETK}-Werte $\geq$1,16 boten 60 Männer und 61 Frauen unseres Kollektivs, α_{EGR}-Werte >1,19 104 Männer und 93 Frauen, Pyridoxal-5-phosphat-Werte $\leq$3 ug/l 167 Männer und 126 Frauen, Vitamin-B$_{12}$-Spiegel $\leq$220 pmol/l 50 Männer und 37 Frauen, Folatspiegel $\leq$3 umol/l 134 Männer und 83

Tabelle 14. Vergleich der Vitaminkonzentrationen im Blut zwischen Epileptikern und Kontrollpersonen (p-Werte jeweils für den Wilcoxon-Test angegeben, [+] signifikant nach der Bonferroni-Holm-Methode zum Niveau alpha = 0.05, t-Werte des T-Tests mit zugehörigem alpha)

	Sex	Epileptiker			Kontrollkollektiv			statistischer
		N	$\bar{x}$	s.d.	N	$\bar{x}$	s.d.	Vergleich
α_{ETK}	M	342	1.11	0.07	636	1.12	0.07	p = 0.0073
	F	245	1.12	0.08	744	1.13	0.09	p = 0.1433
α_{EGR}	M	350	1.15	0.15	640	1.11	0.11	p = 0.0001[+]
	F	249	1.18	0.17	749	1.01	0.07	p = 0.0001[+]
α_{EGOT}	M	350	1.82	0.24	636	1.76	0.20	p = 0.0001[+]
	F	249	1.81	0.24	748	1.81	0.25	p = 0.4891
Pyridoxal-5-phosphat	M	347	4.05	6.76	640	5.67	6.06	p = 0.0001[+]
(μg/l)	F	246	4.52	10.35	746	3.35	2.96	p = 0.0126
Vitamin B$_{12}$ (pmol/l)	M	344	368.7	163.3	727	571.7	332.4	p = 0.0001[+]
	F	240	377.6	209.4	712	400.3	263.8	p = 0.2994
Biotin (ng/l)	M	334	236.6	84.72	70	344.5	106.7	p = 0.0001[+]
	F	243	223.0	76.12	73	335.6	74.5	p = 0.0001[+]
Folat (nmol/l)	M	337	5.30	6.41	624	16.21	16.24	p = 0.0001[+]
	F	233	5.53	6.47	714	6.99	8.53	p = 0.0098[+]
Vitamin C (mg/l)	M	349	5.95	3.25	488	5.9	4.2	t = 0.19, α > 0.05
	F	247	6.99	3.78	355	7.13	3.47	p = 0.7608
Vitamin A (μg/l)	M	354	656.7	150.2	75	663	123	t = 0.39, α > 0.05
	F	251	527.2	152.7	730	577.0	148.2	p = 0.0001[+]
β-Carotin (μg/l)	M	354	303.2	222.0	75	315	155	t = 0.55, α > 0.05
	F	251	418.5	346.7	730	344.2	191.4	p = 0.0011[+]
25-OH-Cholecalciferol	M	341	95.43	96.11	728	139.62	109.75	p = 0.0001[+]
(nmol/l)	F	238	80.98	68.55	706	164.3	70.55	p = 0.0001[+]
Vitamin E (mg/l)	M	354	10.05	2.58	75	13.1	3.2	t = 7.74, α > 0.001
	F	251	10.47	2.38	740	9.64	2.02	p = 0.0001[+]

Frauen, Biotinkonzentrationen $\leq$300 ug/l 277 Männer und 208 Frauen, Vitamin-C-Spiegel <2 mg/l 42 Männer und 24 Frauen, Vitamin-A-Konzentrationen <300 ug/l kein Mann und 4 Frauen, 25-Hydroxycalciferol-Spiegel <50 nmol/l 131 Männer und 97 Frauen und Vitamin-E-Konzentrationen <4 mg/l kein Mann und 1 Frau (2,5 mg/l).

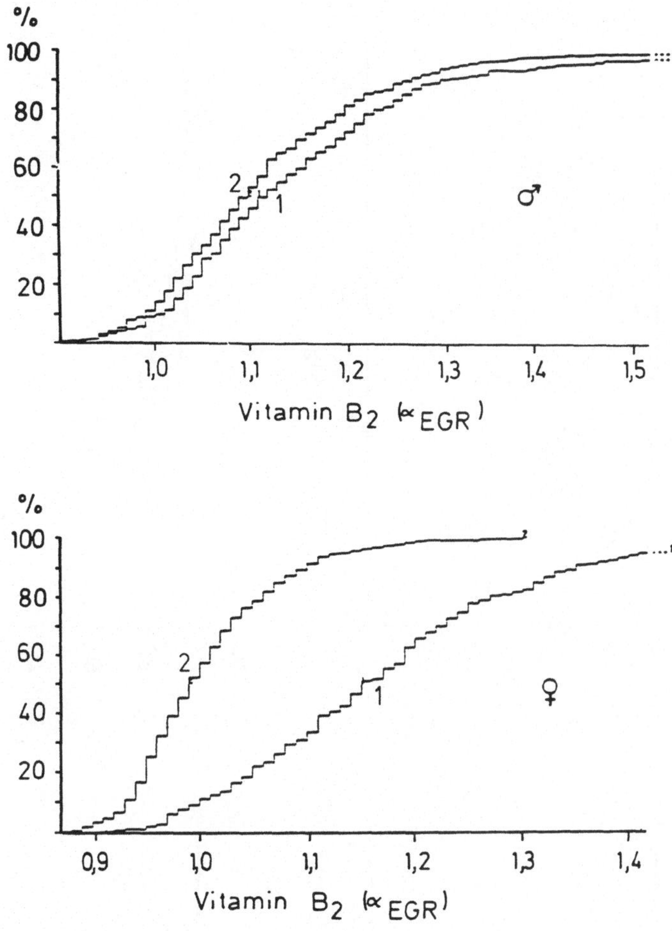

Abb. 7. Häufigkeitsverteilungskurven für Vitamin B_2 (α_{EGR}) im Blut bei Anfallskranken *(1)* und Kontrollkollektiv *(2)*

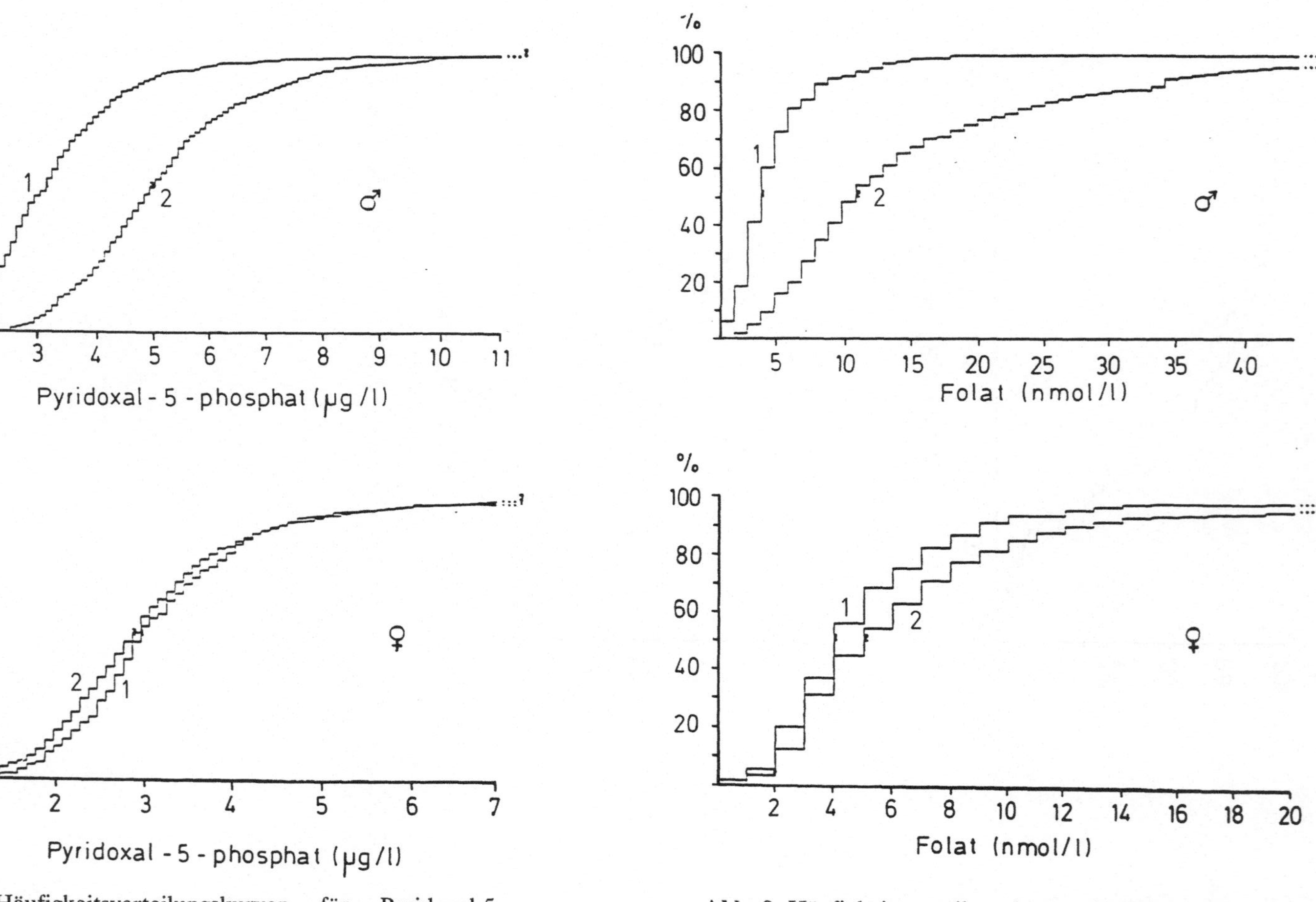

Abb. 8. Häufigkeitsverteilungskurven für Pyridoxal-5-phosphat im Blut bei Anfallskranken *(1)* und Kontrollkollektiv *(2)*

Abb. 9. Häufigkeitsverteilungskurven für Folat im Serum bei Anfallskranken *(1)* und Kontrollkollektiv *(2)*

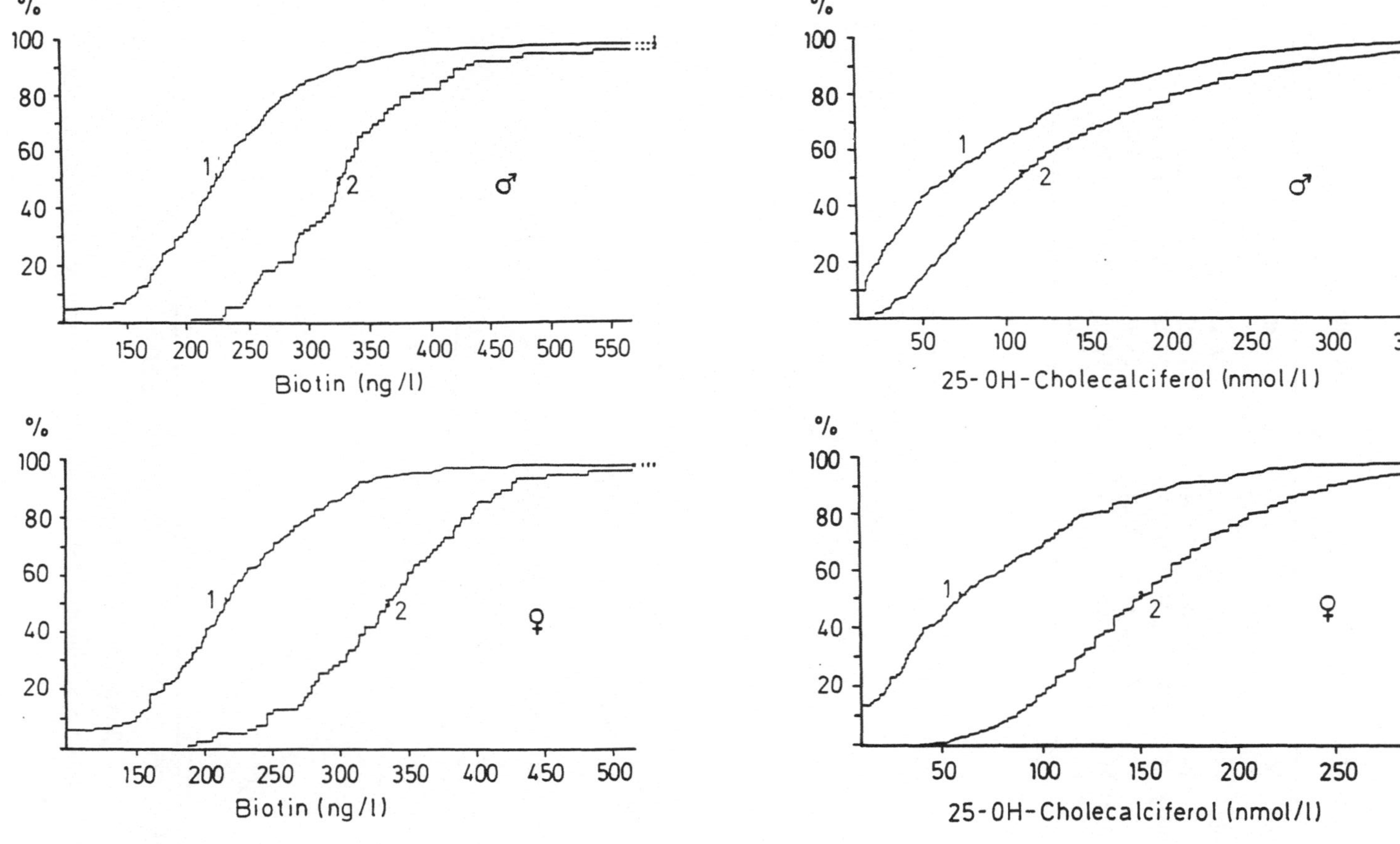

Abb. 10. Häufigkeitsverteilungskurven für Biotin im Serum bei Anfallskranken *(1)* und Kontrollkollektiv *(2)*

Abb. 11. Häufigkeitsverteilungskurven für Vitamin D im Serum bei Anfallskranken *(1)* und Kontrollkollektiv *(2)*

Tabelle 15. Vergleich der Schilddrüsenwerte im Serum zwischen Epileptikern und Kontrollpersonen ([+] signifikant nach der Bonferroni-Holm-Methode zum Niveau alpha = 0.05)

	Sex	Epileptiker			Kontrollkollektiv			p
		N	$\bar{x}$	s.d.	N	$\bar{x}$	s.d.	(Wilcoxon-Test)
T_3 (μmol/l)	M	357	2.34	0.84	25	2.40	0.70	0.7096
	F	242	2.25	0.77	125	2.23	0.76	0.7906
T_4 (μmol/l)	M	357	88.92	29.44	25	106.32	25.33	0.0005[+]
	F	242	86.45	29.04	125	119.07	30.20	0.0001[+]
TBG (mg/l)	M	357	21.36	3.87	25	20.76	3.68	0.6095
	F	242	22.19	5.10	125	23.98	4.74	0.0001[+]
TSH (mU/l)	M	357	1.95	1.35	25	2.10	1.67	0.7244
	F	242	1.69	1.23	125	1.93	2.10	0.9279

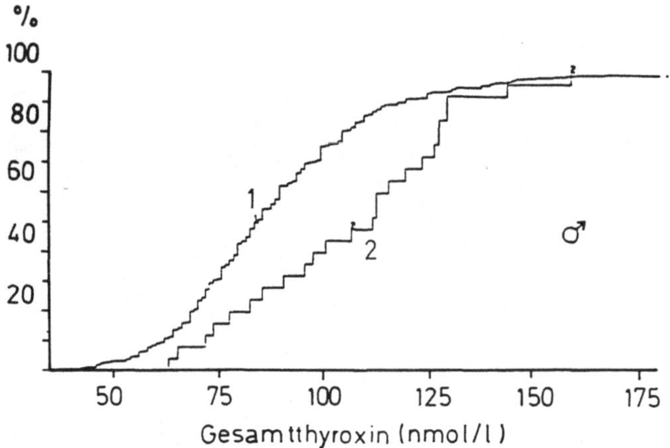

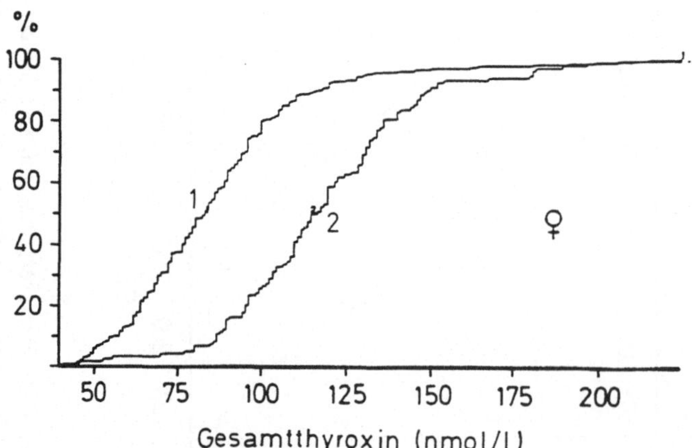

Abb. 12. Häufigkeitsverteilungskurven für Gesamtthyroxin im Serum bei Anfallskranken *(1)* und Kontrollkollektiv *(2)*

38

3.1.20. Schilddrüsenwerte im Serum

Die Parameter für die Schilddrüsenfunktion (Trijodthyronin, Gesamtthyroxin, thyroxinbindendes Globulin und TSH) sind in Tabelle 15 im Vergleich zu den Kontrollpersonen aufgelistet. Abbildung 12 zeigt die Häufigkeitsverteilungskurven für Gesamtthyroxin.

3.1.21. Weitere Hormone im Serum

Die Konzentrationen von Insulin, Parathormon, antidiuretischem Hormon, Testosteron, Dihydrotestosteron, FSH, LH und Prolaktin bei den Epileptikern werden in Tabelle 16 mit denen der Kontrollpersonen verglichen. Die Abbildungen 13 und 14 zeigen die Häufigkeitsverteilungskurven für Insulin und Parathormon.

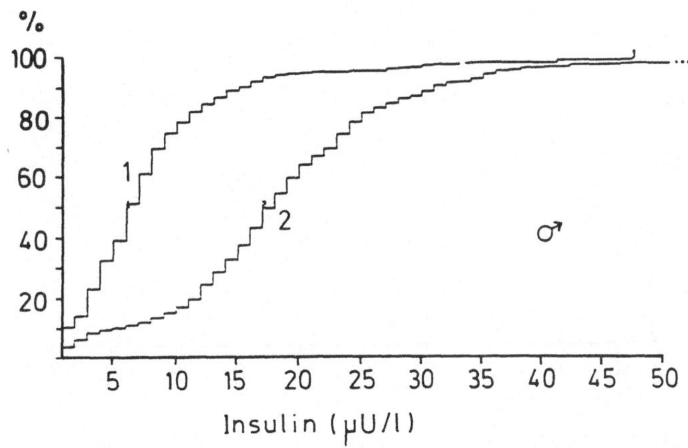

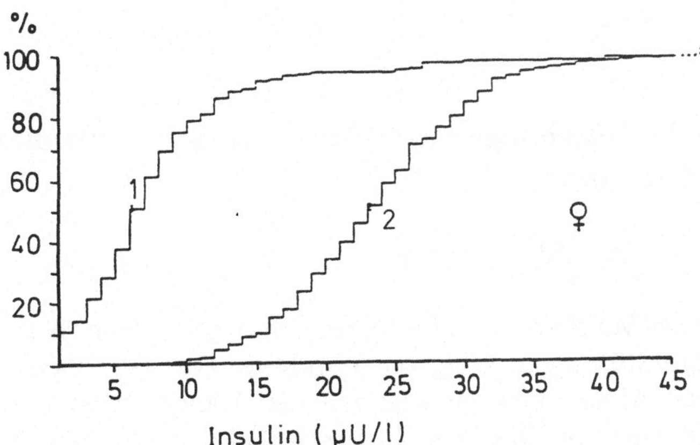

Abb. 13. Häufigkeitsverteilungskurven für Insulin im Serum bei Anfallskranken *(1)* und Kontrollkollektiv *(2)*

Tabelle 16. Vergleich der Hormonkonzentrationen im Serum zwischen Epileptikern und Kontrollpersonen ([+] signifikant nach der Bonferroni-Holm-Methode zum Niveau = 0.05)

	Sex	Epileptiker			Kontrollkollektiv			p
		N	$\bar{x}$	s.d.	N	$\bar{x}$	s.d.	(Wilcoxon-Test)
Insulin (μU/ml)	M	345	8.00	7.17	712	18.47	9.96	0.0001[+]
	F	237	8.28	9.03	754	23.52	7.08	0.0001[+]
Parathormon (pmol/l)	M + F	557	27.55	31.02	114	17.59	9.78	0.1795
ADH (pmol/l)	M + F	593	2.51	1.47	19	2.85	1.05	0.0818
Testosteron (ng/dl)	M	42	707.21	321.55	20	592.75	254.21	0.2372
Dihydrotestosteron (ng/dl)	M	42	65.56	26.58	20	56.96	21.55	0.2850
FSH (ng/ml)	F	69	1.94	0.71	29	2.09	1.12	0.8488
LH (ng/ml)	F	69	2.49	1.23	29	3.31	3.03	0.6075
Prolaktin (ng/ml)	F	69	8.67	5.91	29	8.45	7.20	0.2758

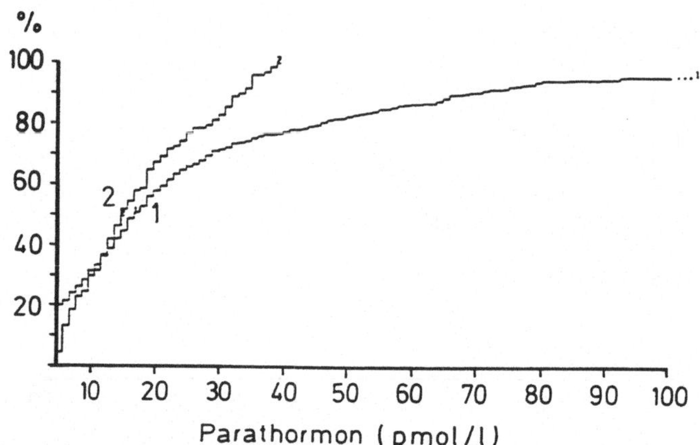

Abb. 14. Häufigkeitsverteilungskurven für Parathormon im Serum bei Anfallskranken *(1)* und Kontrollkollektiv *(2)*

3.2. Beziehungen zwischen Befunden, anamnestischen Daten und Medikation

3.2.1. Art der Epilepsie

Beim Vergleich der Häufigkeit öfters gefundener Nebenwirkungen (zerebelläre Störungen, Gingivahyperplasie, Dupuytren'sche Kontraktur, Dermatitis, Akne, bewegungsabhängige Schulterschmerzen, Gelenkschmerzen, Obstipation, Diarrhoe, Übelkeit, Erbrechen) bei symptomatischer und idiopathischer Epilepsie fanden sich Unterschiede im Chi-Quadrat-Test für die zerebellären Störungen (0,0001), die Gingivahyperplasie (0,0035) und die

Dermatitis (0,0247), wobei jeweils die Patienten mit symptomatischer Epilepsie häufiger als erwartet diese Auffälligkeiten zeigten.

Die Immunglobulinkonzentrationen bei Patienten mit idiopathischer und symptomatischer Epilepsie unterschieden sich im Wilcoxon-Test nicht signifikant.

Beim Vergleich der Vitaminkonzentrationen bei Patienten mit idiopathischer und symptomatischer Epilepsie lag bei den Männern α_{EGR} bei den Patienten mit idiopathischer Epilepsie niedriger (p=0,0001), Biotin höher (p=0,0324) und Vitamin E gleichfalls höher (p=0,0244) als bei denen mit symptomatischer Epilepsie, bei den Frauen lagen ETK_0 (p=0,0048), Vitamin A (p=0,0371) und Vitamin C (p=0,0120) beim Bestehen einer idiopathischen Epilepsie höher als bei der symptomatischen Epilepsie. Eine schlechtere Versorgungslage bei idiopathischer Epilepsie war für beide Geschlechter übereinstimmend nur beim Pyridoxal-5-phosphat zu beobachten (x±s.d. bei Männern/Frauen mit idiopathischer Epilepsie 3,42±1,50/3,13±0,97, mit symptomatischer Epilepsie 3,49±1,99/3,36±1,39), wobei die Unterschiede statistisch aber nicht zu sichern waren. Die Ergebnisse des Aufmerksamkeitsbelastungstests waren bei den Patienten mit idiopathischer Epilepsie besser als bei denen mit symptomatischer (bei der Gesamtzahl 97,0±11,5 im Vergleich zu 94,2±11,7, p=0,0102 im Wilcoxon-Test, bei der Gesamtzahl abzüglich der Fehler 96,1±11,8 im Vergleich zu 92,7±11,8, p=0,0014). Beim Vergleich der Zahl der Grand-mal-Anfälle insgesamt und im Jahr vor der Untersuchung zwischen Patienten mit und ohne zerebelläre Störungen fand sich kein signifikanter Unterschied.

3.2.2. Gesamtmenge und durchschnittliche Tagesdosis der Antiepileptika sowie Therapiedauer in Beziehung zu anamnestischen Daten sowie klinischen und apparativen Befunden

3.2.2.1. Klinische Befunde und anamnestisch angegebene Beschwerden

Gesamtmenge und durchschnittliche Tagesdosis aller eingenommenen und nur der enzyminduzierenden Antiepileptika sowie die Behandlungsdauer wurden verglichen bei Patienten mit und ohne zerebelläre Störungen, Gingivahyperplasie, Dupuytren'sche Kontraktur, Dermatitis, Akne, bewegungsabhängige Schulterschmerzen, sonstige Gelenkschmerzen, Obstipation, Diarrhoe, Übelkeit und Erbrechen; Tabelle 17 zeigt die Werte für diejenigen Nebenwirkungen, bei denen sich im Wilcoxon-Test signifikante Unterschiede ergaben. Bei den zerebellären Störungen wurde außerdem der Grad der Störung als Punktwert zwischen 1 und 18 mit den fünf erwähnten medikamentösen Parametern korreliert, wobei sich lediglich bei den Frauen eine positive Korrelation mit der Gesamtmenge an eingenommenen Antiepilep-

Tabelle 17. Vergleich der Parameter der medikamentösen Behandlung (AE_{GES} = Gesamtmenge aller Antiepileptika in Äquivalenzeinheiten, AE_{ENZ} = Gesamtmenge nur der enzyminduzierenden Antiepileptika in Äquivalenzeinheiten, AE_{GES}/d = durchschnittliche Tagesdosis aller Antiepileptika in Äquivalenzeinheiten, AE_{ENZ}/d = durchschnittliche Tagesdosis nur der enzyminduzierenden Antiepileptika in Äquivalenzeinheiten, *Dauer* = Therapiedauer in Jahren) zwischen Patienten mit und ohne zerebelläre Störungen, Gingivahyperplasie, Dupuytren'sche Kontraktur und Obstipation (*p*-Wert des Wilcoxon-Tests)

		AE_{Ges}	AE_{Enz}	AE_{Ges}/d	AE_{Enz}/d	Dauer
zerebelläre Störungen	keine	33.403 ± 28.595	30.779 ± 25.483	6,9 ± 3,3	6,3 ± 3,0	12,0 ± 7,2
		p < 0,0001	p < 0,0001	p = 0,0001	p = 0,0001	p = 0,0004
	vorhanden	45.952 ± 33.832	43.132 ± 31.907	8,0 ± 3,2	7,4 ± 3,0	14,8 ± 8,3
Gingivahyperplasie	keine	31.579 ± 28.725	29.413 ± 26.038	6,8 ± 3,2	6,2 ± 2,9	11,5 ± 7,5
		p < 0,0001	p < 0,0001	p < 0,0001	p < 0,0001	p = 0,0001
	vorhanden	48.974 ± 31.068	44.513 ± 28.770	8,3 ± 3,3	7,5 ± 3,1	15,7 ± 6,8
Dupuytren'sche Kontraktur	keine	33.699 ± 28.589	31.250 ± 25.840	6,9 ± 3,1	6,3 ± 2,8	12,3 ± 7,5
		p = 0,0009	p = 0,0012	p = 0,0002	p = 0,0004	p = 0,0360
	vorhanden	44.034 ± 33.879	40.837 ± 31.243	8,1 ± 3,6	7,4 ± 3,5	13,8 ± 7,6
Obstipation	keine	35.067 ± 30.184	32.785 ± 27.666	7,1 ± 3,3	6,5 ± 3,1	12,3 ± 7,6
		p = 0,0001	p = 0,0010	p = 0,0045	p = 0,0404	p = 0,0005
	vorhanden	47.636 ± 29.984	42.071 ± 26.882	8,1 ± 3,0	7,2 ± 2,6	15,7 ± 6,8

tika (Spearman'scher Korrelationskoeffizient r=0,26765, p=0,0461, n=56) fand, die deutlicher wurde bei Betrachtung der enzyminduzierenden Antiepileptika allein (r=0,29213, p=0,0321, n=54).

3.2.2.2. Meßdaten

Tabelle 18 zeigt die Beziehungen zwischen den medikamentösen Parametern und den anthropometrischen Daten, den Nervenleitgeschwindigkeiten, den Ergebnissen des Aufmerksamkeitsbelastungstests und den Konzentrationen der Gammaglutamyltranspeptidase, der Alaninaminotransferase, des Calciums, des Kaliums, des Bilirubins, des Kreatinins, der Harnsäure, der Apolipoproteine A_1, A_2 und B, der Triglyceride, der Immunglobuline A und G, des MCV- und MCHC-Wertes, des Hämoglobins, der Erythrozyten-, Leukozyten-, Monozyten-, Eosinophilen- und Stabkernigenzahl, der BKS, den Vitaminen B_1, B_2, C, D und E sowie Pyridoxal-5-phosphat, Folat, Biotin und β-Carotin, des Gesamtthyroxins, des TSH, des thyroxinbindenden Globulins, des antidiuretischen Hormons, des Parathormons, des Testosterons und Dihydrotestosterons sowie des follikelstimulierenden Hormons. Beziehungen zu medikamentösen Parametern ließen sich nicht finden für die Knochendichtewerte, GOT, alkalische Phosphatase, Chlorid, Natrium, anorganisches Phosphat, Harnstoff, Glukose, Eisen, Gesamt-, LDL- und HDL-Cholesterol, Phospholipide, IgM, Hämatokrit, MCH, Thrombozyten, Granulozyten, Lymphozyten, Basophile, Vitamin A, B_{12}, α_{EGOT} und $EGOT_0$, Trijodthyronin, Insulin, LH und Prolaktin.

Bei Aufgliederung der Knochendichte und -masse in 4 Gruppen mit unterschiedlicher Behandlungsdauer (1–2, 3–5, 6–10 und über 10 Jahre) fanden sich bei beiden Geschlechtern keine nennenswerten Differenzen. Wurden bei den Immunglobulinen die bis zu 2 Jahren behandelten den über 10 Jahre behandelten Patienten gegenübergestellt, lagen für IgA und IgG – mit deutlicher statistischer Signifikanz bei den Frauen – die Werte bei den länger therapierten Patienten höher: x±s.d. für IgA bei den Frauen 141,1±71,1 mg/dl im Vergleich zu 211,1±114,2 mg/dl (p=0,0037), für IgG 999,3±229,0 mg/dl im Vergleich zu 1227,3±302,6 (p=0,0013).

3.2.3. Beginn des Anfallsleidens und der Therapie in Beziehung zu den Nebenwirkungen

Für die Patienten mit zerebellären Störungen und Gingivahyperplasie lagen Beginn des Anfallsleidens (x±s.d. 13,0±10,0 Jahre bei den Männern und 9,1±7,8 Jahre bei den Frauen mit Kleinhirnsymptomen sowie 10,5±7,8 Jahre bei den Männern und 9,6±7,3 Jahre bei den Frauen mit Gingivahyperplasie) und Beginn der Therapie (x±s.d. 15,2±9,6 Jahre bei den Männern und

Tabelle 18a. Beziehungen zwischen den medikamentösen Parametern (s. Legende Tabelle 17) und anthropometrischen Daten, Nervenleitgeschwindigkeiten, Ergebnissen des d_2-Tests, Enzymen, Elektrolyten, Kreatinin, Harnsäure, Bilirubin, Glukose, Lipiden sowie Immunglobulinen (Spearman'sche Rangkorrelation, *(+)* = positive Korrelation mit 0,05 > p > 0,01, + = positive mit p < 0,01, *(–)* = negative mit 0,05 > p > 0,01, – = negative mit p < 0,01) bei anfallskranken Männern *(M)* und Frauen *(F)*

		AE_{Ges}	AE_{Enz}	AE_{Ges}/d	AE_{Enz}/d	Dauer
Körpergröße	F	(–)	(–)			(–)
Broca-Index	F	+	+	(+)	(+)	+
Quetelet-Index	M				(+)	
	F	+	+	(+)	(+)	+
mot. NLG N. med.	M	(–)	(–)	(–)		
sens. NLG N. med.	M	(–)	(–)	–	–	
	F	–	(–)	(–)		(–)
mot. NLG N. per.	M	(–)	–	–	–	
	F	–	–	(–)	(–)	–
d_2-Test, GZ	M	–	(–)	–	(–)	(–)
	F	–	–	–	–	(–)
d_2-Test, GZ-F	M	–	–	–	(–)	–
	F	–	–	–	–	–
Alaninamino-	M			(+)	+	
transferase	F			(+)	(+)	
γ-Glutamyltrans-	M	+	+	+	+	+
peptidase	F	+	+	+	+	+

		AE_{Ges}	AE_{Enz}	AE_{Ges}/d	AE_{Enz}/d	Dauer
Calcium	M	–	–	–	(–)	(–)
	F	–	–	–	–	–
Chlorid	F				(+)	
Kalium	M	+	+	+	+	+
Kreatinin	M	–	(–)	–	–	
Harnsäure	M	(–)				–
Bilirubin	M	(–)	(–)	(–)	–	
	F				–	–
Glukose	F					(+)
Triglyceride	F		(–)			(–)
Apolipoprotein B	M					(–)
Apolipoprotein A_1	F	(–)	(–)	(–)	(–)	
Apolipoprotein A_2	F	(–)	(–)	(–)	(–)	
IgA	F	+	+	+	+	+
IgG	F	+	+	+	+	+
IgM	F	(+)	(+)	(+)		

Tabelle 18b. Beziehungen zwischen den medikamentösen Parametern (s. Legende Tabelle 17) und Blutbild, Vitaminstatus sowie Hormonen (s. Legende Tabelle 18a)

		AE_{Ges}	AE_{Enz}	AE_{Ges}/d	AE_{Enz}/d	Dauer
Hämatokrit	F					(–)
Hämoglobin	F	–	–			
Erythrozyten	F	(–)	(–)			–
MCHC	M	(–)	(–)	(–)	(–)	
MCV	M	(+)	(+)	+	+	
	F	(+)		+	(+)	
Leukozyten	F	–	–			–
Eosinophile	M	(+)		(+)		
Monozyten	F			(–)	(–)	
Stabkernige	M					(–)
	F		(–)	(–)	(–)	
BKS	F	(+)	+		(+)	+
ETK_o	M			(–)	–	
α_{ETK}	M			(+)		
	F			(+)		
α_{EGR}	F			+	+	
Pyridoxal-5-phosphat	M	–		(–)		–

		AE_{Ges}	AE_{Enz}	AE_{Ges}/d	AE_{Enz}/d	Dauer
Vitamin C	F	–	–	–	–	(–)
β-Carotin	M	+	+	+	(+)	
Vitamin E	F		(+)			
Biotin	M	(–)		(–)		(–)
Folat	M	(–)	(–)	(–)	(–)	(–)
	F					(–)
Vitamin D	M	(–)	(–)	(–)	–	
	F	(–)		–	–	
Gesamtthyroxin	M	–	–	–	–	–
	F	(–)		(–)		
TBG	M	–		(–)		(–)
TSH	M	(–)				(–)
ADH	F				(–)	
Parathormon	F			–	(–)	
Testosteron	M			–	–	
Dihydrotestosteron	M			(–)	(–)	
FSH	F	+	+	+	+	(+)

12,7±7,3 Jahre bei den Frauen mit Kleinhirnsymptomen sowie 13,0±8,0 Jahre bei den Männern und 12,1±6,9 Jahre bei den Frauen mit Gingivahyperplasie) deutlich niedriger als im Gesamtkollektiv (s. 3.1.3.). Dagegen waren bei der Dupuytren'schen Kontraktur sowie den bewegungsabhängigen Schulterschmerzen keine entsprechenden Unterschiede zu verzeichnen. Für die selteneren Nebenwirkungen, die ja ohnehin keine Beziehung zur Gesamtdauer der Therapie gezeigt hatten, wurde dieser Faktor nicht speziell untersucht.

3.2.4. Beziehungen zwischen Art der Medikation und anamnestischen Daten sowie Befunden

3.2.4.1. Klinische Befunde

Die Häufigkeit der Einnahme der einzelnen Antiepileptika absolut und relativ (in % des Einsatzes im Gesamtkollektiv) zum Zeitpunkt der Untersuchung bei Patienten mit zerebellären Störungen, Gingivahyperplasie, Dupuytren'scher Kontraktur, Dermatitis und Akne ist Tabelle 19 zu entnehmen. Bei den mit Phenytoin behandelten Patienten, die unter zerebellären Störungen litten, wurden Behandlungsdauer und Behandlungsbeginn mit Phenytoin sowie mittlere Tagesdosis, Gesamtdosis, maximale Dosis und Serumspiegel des Phenytoins mit den Werten der übrigen, nicht unter zerebellären Symptomen leidenden Patienten unter Phenytoinbehandlung verglichen. Signifikante Unterschiede fanden sich im Wilcoxon-Test für die Behandlungsdauer (x±s.d. 11,1±7,0 Jahre im Vergleich zu 8,2±6,2 Jahren bei letztgenannten Patienten, p=0,0001), die Gesamtdosis (x±s.d. 20897±14846 Äquivalenzeinheiten im Vergleich zu 15507±13718 Äquivalenzeinheiten, p=0,0002) sowie den Behandlungsbeginn (x±s.d. 14,8±8,5 Jahre im Vergleich zu 17,7±7,8 Jahren, p=0,0004); beim Phenytoinspiegel im Serum (x±s.d. 9,9±6,9 mg/l im Vergleich zu 7,9±5,6 mg/l, p=0,0539) wurde die statistische Signifikanz knapp verfehlt. Der Schweregrad der zerebellären Funktionsstörung wurde direkt korreliert mit den Plasmaspiegeln für Phenytoin, hierbei ergaben sich keine signifikanten Korrelationen. Von den 34 Patienten, die bei klinischen Zeichen einer zerebellären Störung kein Phenytoin eingenommen hatten, standen 3 unter Phenobarbital, 14 unter Primidon, 9 unter Carbamazepin, 6 unter CHP-Phenobarbital, 1 unter Mesantoin, 8 unter Ethosuximid, 8 unter Valproat, 5 unter Clonazepam, 1 unter Mesuximid, meist in Kombination, abgesehen von wenigen, überwiegend mit Primidon Monotherapierten.

Von den Patienten mit Gingivahyperplasie hatten 19 weder Phenytoin noch Mephenytoin eingenommen, sondern Primidon (13), Carbamazepin (7), Ethosuximid (7), Valproat (4), Phenobarbital (3) und Sultiam (1), meist

Tabelle 19. Übersicht über die von Patienten mit zerebellären Störungen, Gingivahyperplasie, Dupuytren'scher Kontraktur, Dermatitis und Akne zum Zeitpunkt der Untersuchung eingenommenen Antiepileptika mit Angabe der relativen Einnahmehäufigkeit für jeden Wirkstoff in Prozent der Einnahme im Gesamtkollektiv bei Männern *(M)* und Frauen *(F)*

		Phenytoin	Pheno-barbital	Primidon	Carbama-zepin	Barbexa-clon	Mepheny-toin	Ethosuxi-mid	Valproat	Clona-zepam	Mesuxi-mid	Sultiam
zerebelläre	M	53 (34,4 %)	8 (22,2 %)	39 (27,5 %)	30 (27,8 %)	7 (24,1 %)	—	5 (20,8 %)	13 (15,9 %)	9 (36,0 %)	—	—
Störungen	F	25 (29,1 %)	9 (45,0 %)	20 (21,7 %)	18 (20,0 %)	6 (23,1 %)	—	3 (10,7 %)	12 (25,5 %)	7 (43,8 %)	3 (75,0 %)	—
Gingivahyper-	M	67 (43,5 %)	12 (33,3 %)	36 (25,4 %)	37 (34,3 %)	4 (13,8 %)	1 (100 %)	6 (25,0 %)	15 (18,3 %)	9 (36,0 %)	1 (33,3 %)	—
plasie	F	37 (43,0 %)	10 (50,0 %)	28 (30,4 %)	26 (28,9 %)	11 (42,3 %)	2 (100 %)	6 (21,4 %)	16 (34,0 %)	6 (37,5 %)	2 (50,0 %)	—
Dupuytren'sche	M	44 (28,6 %)	8 (22,2 %)	56 (39,4 %)	41 (38,0 %)	12 (41,4 %)	1 (100 %)	9 (37,5 %)	26 (31,7 %)	5 (20,0 %)	—	—
Kontraktur	F	12 (14,0 %)	2 (10,0 %)	18 (19,6 %)	20 (22,2 %)	3 (11,5 %)	—	2 (7,1 %)	12 (25,5 %)	3 (18,8 %)	—	—
Dermatitis	M	16 (10,4 %)	5 (13,9 %)	10 (7,0 %)	9 (8,3 %)	2 (6,9 %)	—	2 (8,3 %)	4 (4,9 %)	1 (4,0 %)	1 (33,3 %)	—
	F	4 (4,7 %)	1 (5,0 %)	9 (9,8 %)	5 (5,6 %)	3 (11,5 %)	—	3 (10,7 %)	4 (8,5 %)	—	—	—
Akne	M	20 (13,0 %)	5 (13,9 %)	24 (16,9 %)	17 (15,7 %)	5 (17,2 %)	—	4 (16,7 %)	4 (4,9 %)	1 (4,0 %)	—	—
	F	21 (24,4 %)	10 (50,0 %)	27 (29,4 %)	24 (26,7 %)	7 (26,9 %)	—	6 (21,4 %)	7 (14,9 %)	3 (18,8 %)	1 (25,0 %)	—

in Form von Kombinationen. 33 der 56 Patienten mit Dupuytren'scher Kontraktur waren nie mit Primidon, Phenobarbital oder Barbexaclon behandelt worden; 19 hiervon nahmen Phenytoin, 18 Carbamazepin, 11 Valproat, je 2 Ethosuximid und Clonazepam und 1 Mesantoin, meist in Kombination. Von den 17 Patienten mit Chloasmen hatten 10 Phenytoin eingenommen. Von den restlichen 7 hatten 6 Primidon, meist in Kombination, zugeführt, 1 Patient stand unter Kombinationsbehandlung mit Carbamazepin, Ethosuximid und Valproat. Von den 39 Patienten mit Hypertrichose hatten 12 eine Medikation ohne Phenytoin: 7 mit Primidon, 6 mit Carbamazepin, 5 mit Ethosuximid, je 3 mit Valproat und Phenobarbital, meist in Kombinationen. Von den 12 Epileptikern mit Alopezie hatten 3 Valproat eingenommen. Bei den restlichen 9 dominierte Primidon (7) vor Phenytoin und Carbamazepin (je 5), Ethosuximid und Clonazepam (je 3) und CHP-Phenobarbital und Phenobarbital (je 1). Alle 4 Patienten mit orofazialen Dyskinesien bei der Untersuchung wurden kombiniert behandelt: Die 2 Frauen mit leichteren orofazialen Dyskinesien standen unter Primidon und Valproat bzw. Phenobarbital und Ethosuximid, der einzige Mann unter Phenytoin und Valproat, die Frau mit deutlicheren Störungen unter Phenytoin und Primidon. Diese Patientin wies mit 57,6 mg/l einen hohen Phenobarbitalspiegel (Primidonkonzentration dagegen nur 7,3 mg/l) sowie mit 18,7 mg/l auch einen im oberen Bereich liegenden Phenytoinspiegel im Serum auf. Von den übrigen Patienten hatte lediglich die mit Ethosuximid behandelte Frau mit 100 mg/l eine hohe Serumkonzentration, alle anderen Werte lagen im unteren bis mittleren Bereich.

3.2.4.2 Anamnestisch angegebene Störungen

Einen Überblick über die Medikamente, die von den Patienten mit schmerzhafter Schultersteife, Gelenkschmerzen, Obstipation, Diarrhoe, Übelkeit und Erbrechen eingenommen worden waren, gibt Tabelle 20. Bis auf einen Mann, der kombiniert mit Phenytoin und Carbamazepin behandelt wurde, hatten sämtliche unter schmerzhafter Schultersteife leidenden Epileptiker Primidon, Phenobarbital oder Barbexaclon eingenommen. Die 4 Frauen, die trotz Einnahme von Ovulationshemmern schwanger geworden waren, hatten jeweils eine unterschiedliche Medikation erhalten: 1 x Carbamazepin als Monotherapie und 3 x Kombinationen mit verschiedenen Antiepileptika (Phenytoin, Phenobarbital und Carbamazepin; Barbexaclon und Carbamazepin; Primidon und Mesuximid). Die beiden Patienten, die über rezidivierende Haut- und Schleimhautschwellungen klagten, standen unter Monotherapie mit Phenytoin bzw. Ethosuximid. Von den 16 Männern, die anamnestisch über Potenzstörungen berichteten, waren 6 monotherapiert (2 x Primidon, je 1 x Phenytoin, Carbamazepin, Valproat und Ethosuximid), die

Tabelle 20. Übersicht über die von Patienten mit bewegungsabhängigem Schulterschmerz, sonstigen Gelenkschmerzen, Obstipation, Diarrhoe, Übelkeit und Erbrechen in der Anamnese insgesamt eingenommenen Antiepileptika mit Angabe der relativen Einnahmehäufigkeit für jeden Wirkstoff in Prozent der Einnahme im Gesamtkollektiv bei anfallskranken Männern *(M)* und Frauen *(F)*

		Phenytoin	Pheno-barbital	Primidon	Carbama-zepin	Barbexa-clon	Mepheny-toin	Ethosuxi-mid	Valproat	Clona-zepam	Mesuxi-mid	Sultiam
bewegungsab-hängige Schul-terschmerzen	M	6 (2,7 %)	1 (1,2 %)	10 (5,1 %)	6 (4,4 %)	1 (1,9 %)	1 (20,0 %)	3 (5,5 %)	6 (5,8 %)	1 (3,0 %)	—	—
	F	15 (9,1 %)	3 (6,7 %)	14 (10,2 %)	10 (9,6 %)	6 (14,6 %)	—	2 (4,0 %)	7 (10,5 %)	3 (12,5 %)	1 (12,5 %)	1 (7,7 %)
Gelenk-schmerzen	M	14 (6,2 %)	5 (6,0 %)	16 (8,1 %)	9 (6,7 %)	2 (3,7 %)	2 (40,0 %)	7 (12,7 %)	8 (7,7 %)	2 (6,1 %)	1 (10,0 %)	1 (16,7 %)
	F	16 (9,7 %)	4 (8,9 %)	11 (8,0 %)	9 (8,7 %)	2 (4,9 %)	1 (16,7 %)	2 (4,0 %)	4 (6,0 %)	1 (4,2 %)	2 (25,0 %)	—
Obstipation	M	19 (8,4 %)	5 (6,0 %)	18 (9,1 %)	15 (11,1 %)	5 (9,3 %)	—	7 (12,7 %)	10 (9,6 %)	4 (12,1 %)	—	1 (16,7 %)
	F	29 (17,6 %)	8 (17,8 %)	27 (19,7 %)	19 (18,3 %)	9 (22,0 %)	1 (16,7 %)	8 (16,0 %)	10 (14,9 %)	3 (12,5 %)	2 (25,0 %)	3 (23,1 %)
Diarrhoe	M	17 (7,5 %)	6 (7,2 %)	16 (8,1 %)	14 (10,4 %)	5 (9,3 %)	—	6 (10,9 %)	9 (8,7 %)	1 (3,0 %)	1 (10,0 %)	1 (16,7 %)
	F	6 (3,6 %)	3 (6,7 %)	6 (4,4 %)	4 (3,9 %)	2 (4,9 %)	—	1 (2,0 %)	4 (6,0 %)	2 (8,3 %)	1 (12,5 %)	—
Übelkeit	M	5 (2,2 %)	2 (2,4 %)	7 (3,5 %)	2 (1,5 %)	—	—	5 (9,1 %)	6 (5,8 %)	1 (3,0 %)	—	1 (16,7 %)
	F	10 (6,1 %)	3 (6,7 %)	8 (5,8 %)	5 (4,8 %)	5 (12,2 %)	1 (16,7 %)	5 (10,0 %)	7 (10,5 %)	3 (12,5 %)	2 (25,0 %)	—
Erbrechen	M	3 (1,4 %)	2 (3,8 %)	3 (1,3 %)	3 (2,4 %)	—	—	1 (1,5 %)	2 (2,2 %)	1 (1,8 %)	—	1 (1,9 %)
	F	8 (4,9 %)	2 (4,4 %)	8 (5,8 %)	3 (2,9 %)	2 (4,9 %)	1 (16,7 %)	4 (8,0 %)	6 (9,0 %)	2 (8,3 %)	1 (12,5 %)	—

übrigen wurden kombiniert behandelt (9 x Phenytoin, je 4 x Carbamazepin und Valproat, je 3 x Barbexaclon und Primidon, 2 x Ethosuximid und 1 x Clonazepam). Von den 10 Patienten, die über orofaziale Dyskinesien berichteten, standen 3 unter Monotherapie (Phenytoin, Carbamazepin und Barbexaclon); die übrigen wurden mit Kombinationen [Carbamazepin (3), Primidon (3), Phenobarbital (3), Phenytoin (2), Valproat (2), Clonazepam (1) und Ethosuximid (1)] behandelt. Die Hälfte der Patienten, die anamnestisch Dyskinesien an den Extremitäten angegeben hatten, wurden monotherapiert (3 mit Primidon, 2 mit Phenytoin und 1 mit Carbamazepin), die restlichen 6 standen unter Kombinationen aus Carbamazepin (5), Primidon (3), Phenytoin (3), Clonazepam (3) und Phenobarbital (2). Von 6 Patienten, die Zuckungen einzelner Muskelfasern beklagten, nahmen 2 Phenytoin bzw. Barbexaclon als Monotherapeutikum, die übrigen standen unter Kombinationstherapie mit Primidon (3), Valproat (3), Phenytoin (2), Phenobarbital (1) und Carbamazepin (1). Die Patientin, die über Oligurie klagte, nahm Phenytoin und Valproat ein. Die 7 Frauen und 3 Männer, die Pollakisurie angaben, wurden bis auf zwei Ausnahmen (Phenytoin und Carbamazepin) zum Zeitpunkt des Auftretens der Beschwerden kombiniert behandelt mit Phenytoin (4), Primidon (4), Phenobarbital (3), Carbamazepin (3), Ethosuximid (2), Clonazepam (2) und Valproat (1). Von den Epileptikerinnen mit Anomalien bei ihren Kindern waren bis auf zwei Ausnahmen alle kombiniert behandelt worden (meist mit Phenytoin, Primidon, Carbamazepin und Valproat); die beiden Patientinnen unter Monotherapie hatten Primidon (Kind mit Vitium cordis) und Phenytoin (Kind mit Gaumenspalte) eingenommen.

3.2.4.3 Meßdaten

Um mögliche Einflüsse einzelner Pharmaka auf die in der Studie gewonnenen Meßdaten (Anthropometrie, neurographische Parameter, d_2-Aufmerksamkeitsbelastungstest, Knochendichtemessung, Labordaten) zu erfassen, wurde jeweils ein Vergleich zwischen den vier am stärksten besetzten Patientengruppen unter Monotherapie (Phenytoin, Carbamazepin, Primidon und Valproat) durchgeführt. Diejenigen Daten, bei denen sich im Kruskal-Wallis-Test bzw. nach Duncan statistisch zu sichernde Unterschiede ergaben, sind in Tabelle 21 aufgeführt. Die nach Geschlechtern getrennten genauen Werte in den einzelnen Monotherapiegruppen sind für alkalische Phosphatase, Harnsäure, Bilirubin, ETK_0, Biotin und Gesamtthyroxin in den Abbildungen 15 bis 20 dargestellt. Bei den anthropometrischen Daten fanden sich keine Unterschiede zwischen den einzelnen Monotherapiegruppen, ebensowenig bei der sensiblen Leitgeschwindigkeit des N. medianus sowie der motorischen des N. peronaeus, den Ergebnissen des Aufmerksamkeitsbela-

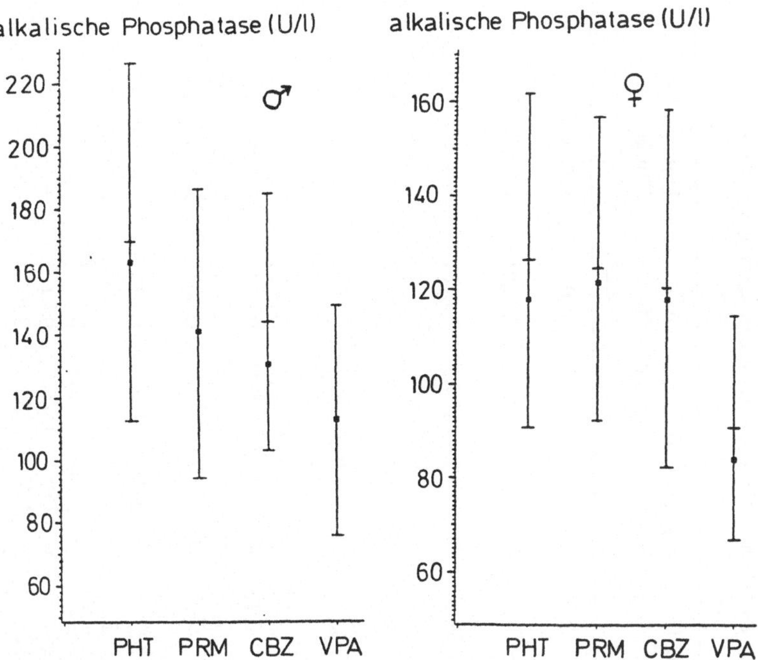

Abb. 15. Alkalische Phosphatase im Serum bei monotherapierten Anfallskranken (Mittelwert und Standardabweichung ■ = Median, *PHT* = Phenytoin, *PRM* = Primidon, *CBZ* = Carbamazepin, *VPA* = Valproat)

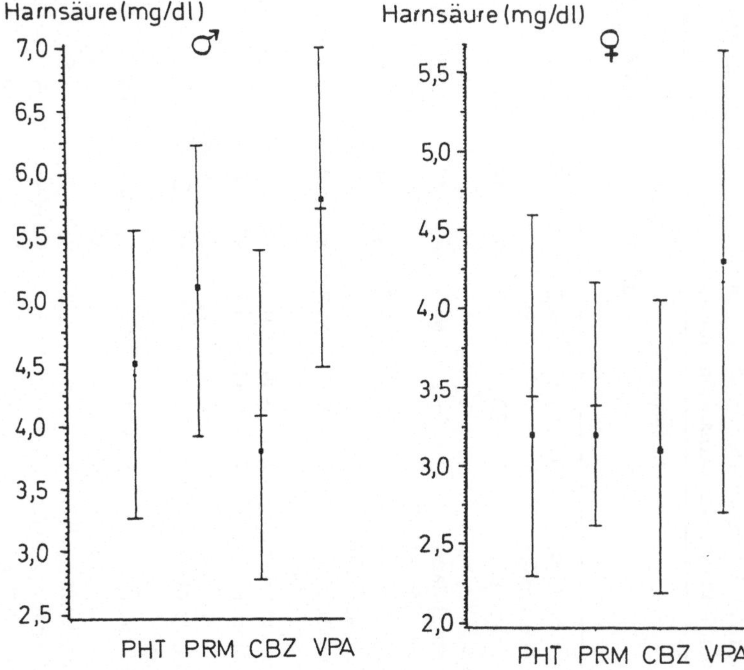

Abb. 16. Harnsäure im Serum bei monotherapierten Anfallskranken (s. Legende Abb. 15)

51

Tabelle 21. Übersicht über die Meßdaten mit statistisch gesicherten Unterschieden zwischen den Patientengruppen unter Monotherapie mit Phenytoin, Primidon, Carbamazepin und Valproat

	Phenytoin (1)			Primidon (2)			Carbamazepin (3)			Valproat (4)			p (Kruskal-Wallis)	Unterschiede (Duncan)
	N	$\bar{x}$	s.d.	N	$\bar{x}$	s.d.	N	$\bar{x}$	s.d.	N	$\bar{x}$	s.d.		
motor. NLG N. medianus (m/s)	53	57,5	4,2	81	56,1	4,2	53	54,9	4,3	32	56,7	3,9	0,0121	1–3, 3–4
Alaninaminotransferase (U/l)	57	20,3	14,7	86	16,2	8,6	59	11,2	4,6	40	18,6	20,4	0,0001	1–3, 2–3, 3–4
Gammaglutamyltranspeptidase (U/l)	57	71,2	62,3	87	53,1	56,3	59	30,4	39,2	39	44,7	104,2	0,0001	1–3, 1–4
Aspartataminotransferase (U/l)	57	11,3	3,7	86	11,4	4,0	59	9,6	3,9	40	19,1	27,1	0,0012	1–4, 2–4, 3–4
alkalische Phosphatase (U/l)	57	150,7	52,9	87	134,5	42,1	59	130,9	40,7	40	104,9	34,1	0,0001	1–4, 2–4, 3–4, 1–3
Kreatinin (mg/dl)	52	0,89	0,24	83	0,87	0,16	54	0,93	0,24	39	0,97	0,21	0,0821	2–4
Bilirubin (mg/dl)	57	0,49	0,17	87	0,47	0,20	59	0,48	0,16	40	0,68	0,29	0,0001	1–4, 2–4, 3–4
Harnsäure (mg/dl)	51	3,98	1,23	79	4,46	1,31	54	3,55	1,20	39	5,17	1,52	0,0001	1–4, 2–4, 3–4, 2–3
Apolipoprotein A_2 (mg/dl)	53	23,1	11,0	86	27,6	14,3	59	26,4	9,6	41	37,2	14,3	0,0001	1–4, 2–4, 3–4
IgG (mg/dl)	45	1129	300	72	1109	269	50	1099	303	29	1251	253	0,0386	1–4, 2–4, 3–4
Hämatokrit (Vol %)	56	43,9	3,2	86	43,1	3,9	56	41,8	3,5	34	42,5	3,9	0,0399	1–3
Hämoglobin (g/dl)	56	15,4	1,3	86	15,0	1,5	56	14,6	1,3	34	14,9	1,4	0,0497	1–3
Leukozyten (x 10^6/l)	51	6359	1835	80	6085	2105	54	5570	1391	31	6116	1829	0,0122	—
Lymphozyten (x 10^6/l)	51	1879	715	78	1818	830	53	1675	824	30	2177	780	0,0134	2–4, 3–4
ETK_0	55	66,0	18,5	85	62,0	11,0	56	65,8	13,4	37	81,6	17,1	0,0001	1–4, 2–4, 3–4
α_{ETK}	55	1,11	0,07	85	1,13	0,08	56	1,10	0,07	37	1,08	0,05	0,0018	1–4, 2–4
α_{EGR}	56	1,16	0,22	85	1,16	0,11	57	1,18	0,14	38	1,08	0,10	0,0018	1–4, 2–4, 3–4
$EGOT_0$	54	296	68,2	84	294	64,7	57	302	67,1	38	333	71,8	0,0236	1–4, 2–4, 3–4
α_{EGOT}	54	1,88	0,24	84	1,81	0,23	57	1,76	0,20	38	1,77	0,24	0,0558	1–3, 1–4

Pyridoxal-5-phosphat (μg/l)	54	3,06	1,06	83	3,42	1,28	57	3,54	1,54	38	4,56	2,10	0,0003	1–4, 2–4, 3–4
Vitamin B$_{12}$ (pmol/l)	51	343	137	82	386	267	55	332	149	38	451	205	0,0133	1–4, 3–4
Biotin (ng/l)	54	229	70,1	84	220	69,3	54	215	58,3	36	318	154	0,0002	1–4, 2–4, 3–4
25-Hydroxycalciferol (nmol/l)	50	108,1	106,5	81	75,8	67,5	56	81,7	61,2	39	122,4	89,8	0,0049	2–4, 3–4
Folat (nmol/l)	50	4,78	2,48	80	5,13	6,76	53	5,08	2,90	36	8,11	6,55	0,0020	1–4, 2–4, 3–4
Vitamin E (mg/l)	56	10,88	2,65	36	10,13	2,72	57	9,66	2,19	39	9,44	2,42	0,0141	1–3, 1–4
β-Carotin (μg/l)	56	359	195	86	263	155	57	372	279	39	251	136	0,0011	1–2, 1–4, 2–3, 3–4
Trijodthyronin (nmol/l)	56	2,29	0,79	84	2,40	0,79	58	2,21	0,75	40	2,69	0,95	0,0601	1–4, 3–4
Gesamtthyroxin (nmol/l)	56	87,1	20,3	84	89,4	23,6	58	83,1	18,2	40	119,8	38,4	0,0001	1–4, 2–4, 3–4
Insulin (μU/l)	54	9,1	13,6	84	7,2	6,3	57	6,7	4,8	41	11,3	10,5	0,0901	2–4, 3–4
Testosteron (ng/dl)	12	859	356	12	811	352	8	563	160	10	516	201	0,0152	1–3, 1–4, 2–4
ADH (pmol/l)	55	2,74	1,30	87	2,40	1,17	57	2,10	1,14	41	2,96	2,72	0,0125	3–4

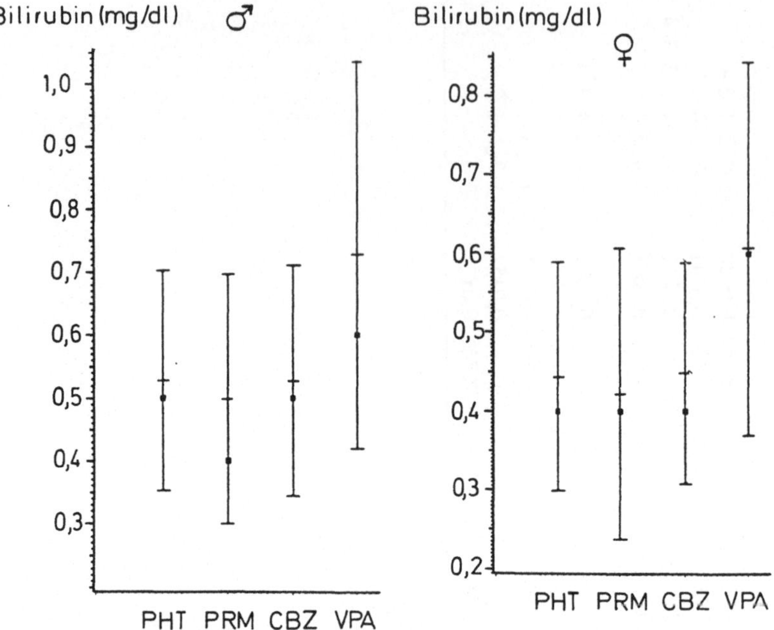

Abb. 17. Bilirubin im Serum bei monotherapierten Anfallskranken (s. Legende Abb. 15)

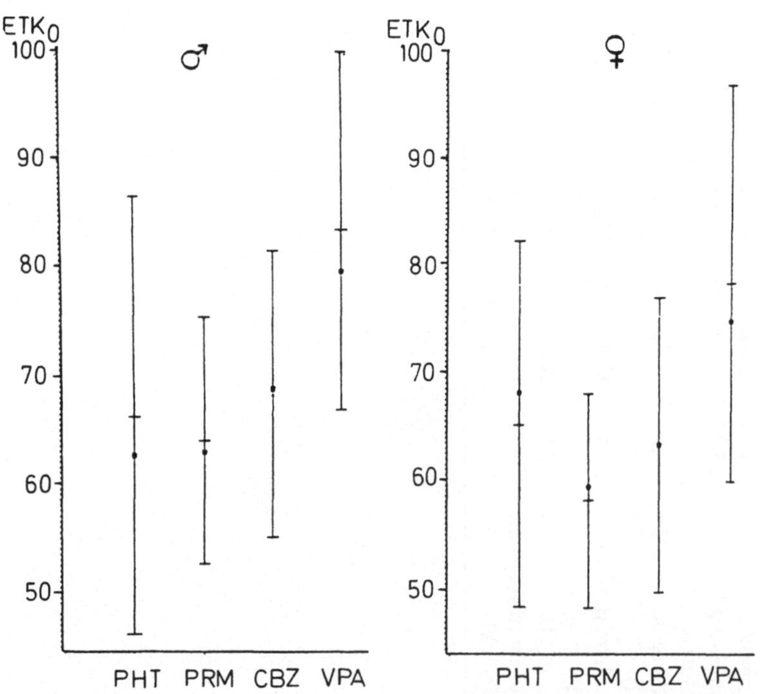

Abb. 18. Vitamin B_1 in den Erythrozyten *(ETKo)* bei monotherapierten Anfallskranken (s. Legende Abb. 15)

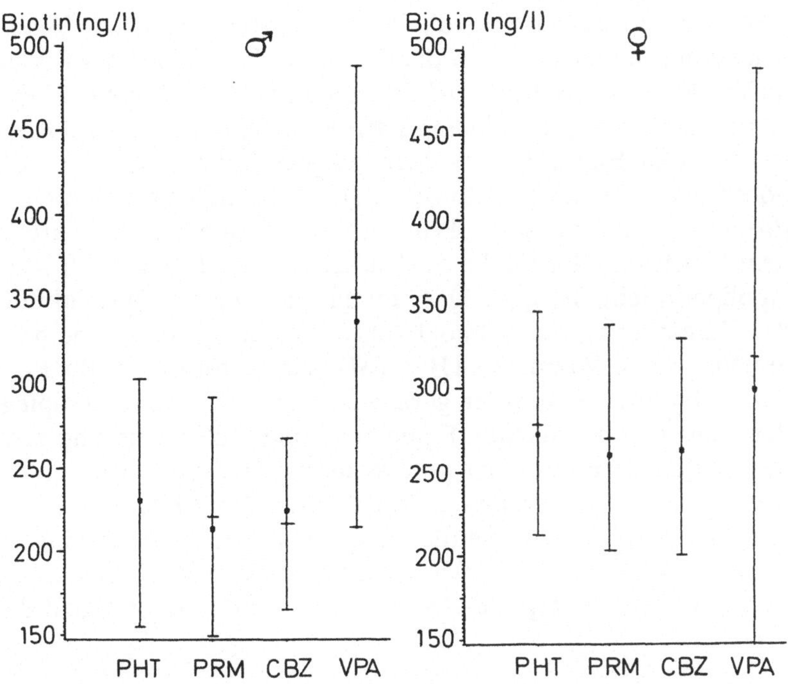

Abb. 19. Biotin im Serum bei monotherapierten Anfallskranken (s. Legende Abb. 15)

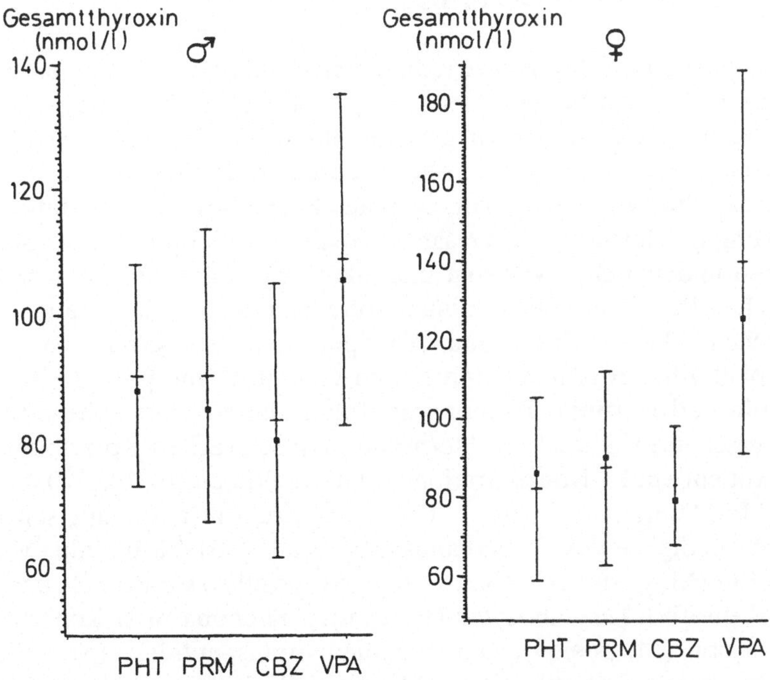

Abb. 20. Gesamtthyroxin im Serum bei monotherapierten Anfallskranken (s. Legende Abb. 15)

stungstests – hier verfehlte die bestehende Tendenz zu niedrigen Werten bei Primidon (Standardwert für die Gesamtzahl abzüglich der Fehler 93,8±12,9 im Vergleich zu 97,0±10,7 bei Phenytoin, 96,4±12,6 bei Carbamazepin und 98,9±12,0 bei Valproat) knapp statistische Signifikanz-, den Knochendichtewerten, den Elektrolyten – hier lediglich beim Calcium eine Tendenz zu höheren Werten unter Valproat (2,40±0,14 im Vergleich zu 2,33±0,13 bei Phenytoin, 2,35±0,14 bei Primidon und 2,34±0,12 bei Carbamazepin) –, dem Harnstoff, der Glukose, dem Eisen, den Lipiden mit Ausnahme von Apolipoprotein A_2, IgA, IgM, rotem und weißem Blutbild mit Ausnahme des Hämatokrits, des Hämoglobins, der Leukozyten sowie der Lymphozyten, Vitamin A, Vitamin C, TBG, TSH und Parathormon. Bei Prolaktin, FSH und LH wurde wegen der geringen Größe der Monotherapiegruppen bei den wenigen untersuchten Frauen auf eine Differenzierung verzichtet. Von den 11 Patienten mit einer myasthenischen Reaktion wurden 6 monotherapiert (2 mit Carbamazepin, 2 mit Primidon, 1 mit Phenytoin, 1 mit Barbexaclon), bei den übrigen 5 wurden folgende Kombinationen eingesetzt: Barbexaclon und Valproat, Phenytoin und Phenobarbital, Phenytoin und Carbamazepin, Carbamazepin und Valproat und Carbamazepin und Barbexaclon.

3.2.5. Beziehungen zwischen Serumkonzentrationen der Antiepileptika und Meßdaten

Mögliche Beziehungen zwischen den Meßdaten und den Serumspiegeln der Antiepileptika bei den vier Gruppen der monotherapierten Patienten wurden nach Geschlechtern getrennt überprüft. Korrelationen mit einem p-Wert<0,01 fanden sich hierbei nur wenige: Bei den Männern negative zwischen Phenytoin und Folat, zwischen Phenobarbital und Blutkörperchensenkungsgeschwindigkeit, Gesamtthyroxin, Apolipoprotein A_2 sowie Stabkernigen und zwischen Valproat und alkalischer Phosphatase, eine positive zwischen Primidon und Alaninaminotransferase; bei den Frauen negative zwischen Phenobarbital und Apolipoprotein A_2 sowie eine grenzwertige (p=0,0101) zwischen Valproat und Vitamin C und positive zwischen Phenytoin und Natrium, Phenobarbital und Gammaglutamyltranspeptidase und zwischen Primidon und Harnsäure. An schwachen Korrelationen zwischen Antiepileptika-Konzentrationen und Meßdaten (0,01<p<0,05) fanden sich (M=Männer, F=Frauen): Phenytoin-Konzentration mit sensibler Leitgeschwindigkeit des N. medianus (M, negativ), Trijodthyronin (M, positiv), T3/TBG (M, positiv), Thrombozyten (M, positiv), Chlorid (F, positiv), MCHC (F, positiv), Thrombozyten (F, negativ); Phenobarbital-Konzentration mit β-Carotin (M, positiv), Gammaglutamyltranspeptidase (M, positiv), Insulin (M, negativ), Leukozyten (M, negativ), Natrium (M, positiv), TSH (M, negativ), Apolipoprotein B (M, negativ), Vitamin B_{12} (F, negativ), Alanina-

56

minotransferase (F, positiv), Hämatokrit (F, positiv), MCV (F, positiv); Primidon-Konzentration mit Gammaglutamyltranspeptidase (M, positiv), α_{EGOT} (F, negativ), Vitamin C (F, positiv), Vitamin E (F, positiv), Vitamin B_{12} (F, negativ); Carbamazepin-Konzentration mit Vitamin A (M, positiv), Leitgeschwindigkeit des N. peronaeus (M, positiv), Bilirubin (M, positiv), Kalium (M, negativ), Phospholipiden (M, positiv), Broca-Index (F, positiv), Quetelet-Index (F, positiv), BKS (F, positiv), T4/TBG (F, negativ); Valproat-Konzentration mit Vitamin C (F, negativ), Vitamin B_{12} (F, positiv), alkalischer Phosphatase (F, positiv).

3.2.6. Kombinationen von Nebenwirkungen bei gleichen Patienten

Für diesen Vergleich wurden zunächst die drei am häufigsten gefundenen klinisch manifesten Nebenwirkungen herangezogen, nämlich die Gingivahyperplasie, die Dupuytren'sche Kontraktur und die zerebellären Störungen. Nach der Häufigkeit des jeweiligen Auftretens in unserem Kollektiv wäre eine Kombination von Gingivahyperplasie und Dupuytren'scher Kontraktur bei 45 unserer Patienten zu erwarten, tatsächlich fand sie sich in 47 Fällen. Für die Kombination von Gingivahyperplasie und zerebellären Störungen beliefen sich die entsprechenden Werte auf 41 zu erwartende und 64 tatsächlich beobachtete und für das gemeinsame Auftreten von zerebellären Störungen und Dupuytren'scher Kontraktur auf 39 zu erwartende und 45 beobachtete Fälle. Die Kombination aller drei Nebenwirkungen bei gleichen Patienten wäre in unserem Kollektiv 11 x zu erwarten gewesen und wurde 19 x tatsächlich beobachtet. Zusätzlich wurde das gemeinsame Auftreten von Dupuytren'scher Kontraktur und schmerzhafter Schultersteife untersucht; statt der zu erwartenden 9 boten 14 Patienten in unserem Kollektiv diese Kombination. Noch deutlicher war die Kombination von schmerzhafter Schultersteife und sonstigen Gelenkschmerzen in unserem Kollektiv vertreten: statt der zu erwartenden 3 boten 8 Patienten diese Kombination.

3.2.7. Gingivahyperplasie und Parathormon- und Calciumkonzentrationen sowie Immunglobulinspiegel

Die Konzentrationen von Parathormon und Calcium unterschieden sich nicht signifikant zwischen den Patienten mit und ohne Gingivahyperplasie. Es fiel aber eine Tendenz zu niedrigeren Parathormonkonzentrationen bei den Patienten mit Gingivahyperplasie (x±s.d. 24,4±28,3 pmol/l im Vergleich zu 28,4±32,0 pmol/l) auf. Dagegen wiesen die Frauen mit Gingivahyperplasie im Wilcoxon-Test signifikant höhere IgA- (212,6±119,3 mg/dl im Vergleich zu 169,1±99,6, p=0,0090) und IgM-Werte (174,7±78,9 mg/dl im Vergleich zu 150,6±70,4, p=0,0326) auf als die übrigen weiblichen Anfallskranken.

3.2.8. Beziehungen zwischen Knochendichte und Parathormon, Calcium, alkalischer Phosphatase sowie anorganischem Phosphat

Bei der Berechnung der Spearman'schen Korrelationskoeffizienten für die Beziehungen zwischen Knochenmineralgehalt und Knochenmasse einerseits und den für den Knochenstoffwechsel relevanten serologischen Parametern (außer Vitamin D) andererseits fanden sich signifikante Korrelationen nur zwischen der alkalischen Phosphatase und dem Knochenmineralgehalt sowie der Knochenmasse bei den Männern (r=-0,13929, p=0,0091, n=350 sowie r=-0,19770, p=0,0002, n=350).

3.2.9. Dupuytren'sche Kontraktur und Gammaglutamyltranspeptidase sowie Alaninaminotransferase und Aspartataminotransferase im Serum

Es fanden sich keine verwertbaren Unterschiede beim Vergleich der Konzentrationen von Gammaglutamyltranspeptidase, Alaninaminotransferase und Aspartataminotransferase zwischen den Patienten mit und ohne Dupuytren'sche Kontraktur.

3.2.10. Beziehungen zwischen Vitaminstatus und Nebenwirkungen sowie anderen Meßdaten

3.2.10.1. Vitamine und klinisch manifeste Nebenwirkungen

Beim Vergleich der Vitaminkonzentrationen im Blut bei den Anfallskranken mit und ohne zerebelläre Störungen war für beide Geschlechter übereinstimmend die Versorgungslage für die Vitamine A, C, D, Folat und Biotin bei den betroffenen Patienten jeweils schlechter. Statistisch ließen sich diese Unterschiede im Wilcoxon-Test für Vitamin C (p=0,0005), 25-Hydroxycalciferol (p=0,0037) und Folat (p=0,0347) sichern. Bei der Dermatitis lagen für beide Geschlechter die Vitamin-B_1- und Vitamin-E-Werte bei den betroffenen Patienten niedriger, bei der Akne Biotin, Folat und Vitamin E und bei der Gingivahyperplasie die Vitamine B_2, C, D, Biotin und Folat. Statistisch konnten diese Unterschiede im Wilcoxon-Test für Biotin (p=0,0266) und Vitamin E (p=0,0034) bei der Akne sowie für α_{EGR} (p=0,0412) und Biotin (p=0,0029) bei der Gingivahyperplasie gesichert werden. Keine bei beiden Geschlechtern übereinstimmenden Unterschiede gab es für die Patienten mit und ohne Dupuytren'sche Kontraktur.

3.2.10.2. Vitamine und neurographische Parameter

Zwischen den Vitaminkonzentrationen im Blut und der Leitgeschwindigkeit des N. peronaeus fand sich keine Korrelation mit einem p<0,05; lediglich die Frauen boten schwache Beziehungen zwischen sensibler Leitgeschwindigkeit des N. medianus und Vitamin C (r=0,15054; p=0,0215; n=233) sowie β-Carotin (r=-0,17713; p=0,0061; n=238) und zwischen motorischer Leitgeschwindigkeit des N. medianus und β-Carotin (r=-0,14631; p=0,0240; n=238) sowie Vitamin E (r=-0,13879; p=0,0323; n=238).

3.2.10.3. Vitamine und d_2-Aufmerksamkeitsbelastungstest

Die Standardwerte für Gesamtzahl (GZ) und Gesamtzahl abzüglich der Fehler (GZ-F) zeigten lediglich bei den Frauen Korrelationen mit Vitaminen, und zwar mit Vitamin C (r=0,26467; p=0,0002 für GZ, r=0,30092; p=0,0001 für GZ-F), β-Carotin (r=0,14187; p=0,0430 für GZ, r=0,18217; p=0,0091 für GZ-F), Vitamin D (r=0,16101; p=0,0261 für GZ, r=0,21688; p=0,0026 für GZ-F) und mit α_{EGR} (r=-0,23289; p=0,0008 für GZ, r=-0,27286; p=0,0001 für GZ-F); nur für die Gesamtzahl fand sich bei den Frauen zusätzlich eine sehr schwache negative Beziehung zu α_{EGOT} (r=-0,14021; p=0,0471).

3.2.10.4. Vitamine und Immunglobuline

Zwischen den Immunglobulinen und den Vitaminen fanden sich nur bei den Männern unseres Kollektivs Korrelationen mit einem p-Wert <0,01; im einzelnen bestanden für IgA positive Korrelationen mit $EGOT_0$ (r=0,19047; p=0,0016) und Biotin (r=0,16894; p=0,0058) sowie eine negative mit α_{EGOT} (r=0,20342; p=0,0007), für IgG lediglich eine positive mit Biotin (r=0,21271; p=0,0005) und für IgM positive mit $EGOT_0$ (r=0,17425; p=0,0044) und Biotin (r=0,20696; p=0,0008) sowie negative mit α_{EGR} (r=-0,18400; p=0,0025) und α_{EGOT} (r=-0,19422; p=0,0015).

3.2.10.5. Vitamine und Lipidstatus

Die statistisch relevanten Beziehungen zwischen Vitamin- und Lipidkonzentrationen sind in Tabelle 22 wiedergegeben.

Tabelle 22. Signifikante Korrelationen (Korrelationskoeffizient, p-Wert und Zahl der Patienten) zwischen Vitaminkonzentrationen und Lipidstatus (Tg = Triglyceride, Pl = Phospholipide, $Chol$ = Gesamtcholesterol, Apo = Apolipoprotein) bei männlichen und weiblichen Epileptikern

	Tg		Pl		Chol		Apo B		Apo A$_1$		Apo A$_2$		LDL-Chol		HDL-Chol	
	♂	♀	♂	♀	♂	♀	♂	♀	♂	♀	♂	♀	♂	♀	♂	♀
ETK$_0$												0.16585 0.0114 232		-0.14462 0.0260 237		
αETK					-0.20034 0.0019 239						-0.11835 0.0327 326					
αEGR												-0.16392 0.0115 237			-0.12871 0.0188 333	
EGOT$_0$	0.18120 0.0009 335	0.18579 0.0037 242	0.17774 0.0014 320		0.11637 0.0335 334				0.11203 0.0410 333	0.23359 0.0003 237						
αEGOT	-0.11517 0.0351 335		-0.19010 0.0006 320	-0.15011 0.0234 228	-0.15923 0.0035 334				-0.21088 0.0001 333	-0.24450 0.0001 237	-0.21216 0.0001 330					
P-5-P			0.27384 0.0001 317		0.12857 0.0193 331		0.14843 0.0086 312		0.14439 0.0086 330			0.16013 0.0148 231				
C															0.15604 0.0046 329	
A	0.28954 0.0001 341	0.17364 0.0063 246	0.23154 0.0001 326	0.25765 0.0001 232	0.29609 0.0001 340	0.22889 0.0003 245	0.15183 0.0063 322		0.18180 0.0008 338	0.24086 0.0002 241	0.26584 0.0001 335	0.32275 0.0001 238	0.17564 0.0012 335	0.14012 0.0290 243		
β-Carotin				0.19136 0.0034 233	0.23919 0.0001 342	0.15337 0.0161 246	0.22244 0.0001 324			0.22038 0.0006 242	-0.14590 0.0073 337		0.18362 0.0007 337	0.17135 0.0073 244		
E	0.29743 0.0001 343	0.20449 0.0012 247	0.35455 0.0001 328	0.42539 0.0001 233	0.55526 0.0001 342	0.50692 0.0001 246	0.38260 0.0001 324	0.30486 0.0001 239		0.34069 0.0001 242		-0.13748 0.0336 239	0.44114 0.0001 337	0.38632 0.0001 244	0.16557 0.0097 243	
Biotin			0.14263 0.0118 311								0.17127 0.0021 321					
Folat											0.11442 0.0411 319	0.14268 0.0344 220			-0.15550 0.0205 222	
B$_{12}$	0.11151 0.0433 329				0.13027 0.0183 328								0.13015 0.0191 324			
25-OH-D	0.14065 0.0111 325			0.13369 0.0492 217												

60

3.2.10.6. Vitamine und Blutbild

Eine Beziehung zwischen Vitaminstatus und Erythrozytenzahl fand sich bei beiden Geschlechtern ausschließlich für Vitamin C, wobei die Männer eine deutlichere (r=0,17625; p=0,0015) positive Korrelation zeigten als die Frauen (r=0,13996; p=0,0343). Bei den Männern bestand eine negative Korrelation zwischen α_{EGR} und Erythrozytenzahl (r=-0,1996; p=0,0003). Der Hb-Gehalt korrelierte bei den Männern positiv mit dem Vitamin-C- (r=0,12240; p=0,0281) und Vitamin-A-Spiegel (r=0,19819; p=0,0003), negativ mit α_{EGR} (r=-0,13703; p=0,0134); bei den Frauen fand sich keine entsprechende Beziehung. Das mittlere Einzelzellvolumen der Erythrozyten war bei beiden Geschlechtern negativ mit Vitamin C korreliert (r=-0,23742; p=0,0001 bei den Männern, r=-0,17466; p=0,0081 bei den Frauen). Nur bei den Männern bestanden – allerdings deutlich schwächere – Beziehungen auch zu weiteren Vitaminen: negativ zu α_{EGOT} (r=-0,12578; p=0,0247), 25-OH-Cholecalciferol (r=-0,13366; p=0,0171) und β-Carotin (r=-0,14955; p=0,0067), positiv zu Vitamin A (r=0,14955, p=0,0071). Der mittlere Hämoglobingehalt des Einzelerythrozyten wies bei den Männern schwache positive Korrelationen mit ETK_0 (r=0,11479; p=0,0414), α_{EGR} (r=0,13901; p=0,0124) und Vitamin A (r=0,17954; p=0,0012) auf; bei den Frauen lagen keine Beziehungen zu einem der untersuchten Vitamine vor. Die mittlere Hämoglobinkonzentration in den Erythrozyten zeigte bei den Männern eine positive Beziehung zum $EGOT_0$-Spiegel (r=0,20856; p=0,0005) und zu Pyridoxal-5-phosphat (r=0,23604; p=0,0001), eine schwächere zu Biotin (r=0,18299; p=0,0020). Beide Geschlechter wiesen eine positive Korrelation zwischen MCHC und 25-OH-Cholecalciferol auf (Männer: r=0,19860; p=0,0009; Frauen: r=0,21597; p=0,0017), das Frauenkollektiv ließ außerdem noch sehr schwache positive Beziehungen zu α_{EGOT} (r=0,1344; p=0,0479) und Folat (r=0,15092; p=0,0308) sowie eine deutlichere negative zu Vitamin E (r=-0,22339; p=0,0008) erkennen. Die Leukozytenzahl korrelierte bei beiden Geschlechtern ausschließlich mit β-Carotin; es bestand hierbei jeweils eine mäßige negative Beziehung (r=-0,13390; p=0,0185 bei den Männern und r=-0,14942; p=0,0250 bei den Frauen).

3.2.10.7. Vitamin D und Osteopathie

Die 25-Hydroxycalciferol-Konzentration im Serum unterlag bei unserem Kollektiv starken jahreszeitlichen Schwankungen (Abbildung 21). Es wurden daher für jeden Monat separat mögliche Beziehungen zwischen 25-Hydroxycalciferol und Parathormon sowie Calcium überprüft; hierbei zeigte sich lediglich im Februar eine schwache negative Korrelation mit Parathormon (r=-0,29088; p=0,0346) sowie eine positive mit Calcium (r=0,30686;

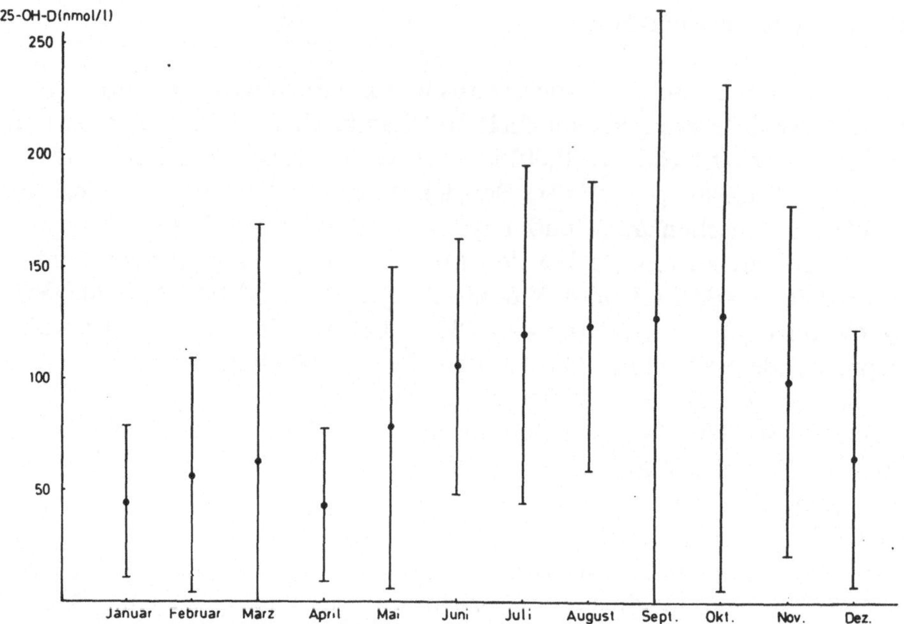

Abb. 21. 25-Hydroxycalciferol im Serum in den einzelnen Untersuchungsmonaten (Mittelwert ± Standardabweichung)

p=0,0227). Da die Gruppen der nach Monaten aufgeschlüsselten Patienten teilweise recht klein waren, wurden die entsprechenden Korrelationen zusätzlich berechnet für die Halbjahres-Gruppe der Patienten mit niedrigerem (Dezember bis Mai) bzw. höherem (Juni bis November) 25-Hydroxycalciferol-Spiegel. Lediglich bei letzterer Gruppe fand sich hierbei eine sehr schwache positive Beziehung zwischen Calcium und 25-Hydroxycalciferol (r=0,12005; p=0,0440). Für den Knochenmineralgehalt und die Knochenmasse, deren Werte ja bei Männern und Frauen sehr unterschiedlich sind, wurden nach Geschlechtern getrennt die Korrelationen mit dem 25-Hydroxycalciferol-Spiegel für die beiden Halbjahres-Gruppen errechnet. Hierbei fanden sich keine verwertbaren Beziehungen.

3.2.11. Gammaglutamyltranspeptidase und Lipide sowie Vitamine

Bei Überprüfung möglicher Beziehungen der Gammaglutamyltranspeptidase mit den Lipiden sowie den B-Vitaminen, Folat und Vitamin D fanden sich bei beiden Geschlechtern signifikante positive Korrelationen mit Triglyceriden (p=0,0001 bei den Männern und p=0,0034 bei den Frauen), Phospholipiden (p=0,0006 bzw. 0,0062), Apolipoprotein A_1 (p=0,0314 bzw. 0,0062), α_{ETK} (p=0,0374 bzw. 0,0068), negative mit ETK_0 (p=0,0140 bzw.

0,0061); bei den Männern bestanden zusätzlich positive Korrelationen mit Cholesterol (p=0,0001), Apolipoprotein B (p=0,0290) und LDL-Cholesterol (p=0,0026), bei den Frauen negative Korrelationen mit Apolipoprotein A_2 (p=0,0149) und Folat (p=0,0022) sowie eine positive mit α_{EGR} (p=0,0022).

3.2.12. Lipide und neurographische Parameter

Signifikante negative Korrelationen fanden sich bei den Männern zwischen motorischer Leitgeschwindigkeit des N. medianus und Apolipoprotein A_1 (p=0,0256), Apolipoprotein B (p=0,0365) und HDL-Cholesterol (p=0,0154), zwischen sensibler Leitgeschwindigkeit des N. medianus und Gesamtcholesterol (p=0,0370) sowie zwischen motorischer Leitgeschwindigkeit des N. peronaeus und Apolipoprotein A_2 (p=0,0090). Die Frauen boten negative Beziehungen zwischen motorischer und sensibler Leitgeschwindigkeit des N. medianus und den Phospholipiden (p=0,0006 bzw. 0,0018) sowie zwischen motorischer Leitgeschwindigkeit des N. peronaeus und Gesamtcholesterol (p=0,0167).

3.2.13. Immunglobulinspiegel und Leukozyten- sowie Lymphozytenzahl

Signifikante Korrelationen zwischen den Serumkonzentrationen der Immunglobuline A, G oder M und den Leukozyten- oder Lymphozytenzahlen fanden sich nicht.

4. Diskussion

4.1. Allgemeine Anamnese und anthropometrische Daten bei Epileptikern und Kontrollpersonen

Die gleichaltrigen Kollektive der von uns untersuchten Epileptiker und der Probanden der Heidelberg-Studie zeigten hinsichtlich der anthropometrischen Daten bei den Frauen leichte Unterschiede: Die Epileptikerinnen waren kleiner und wiesen ein höheres Körpergewicht auf als die Normalbevölkerung, Unterschiede, die bei den Männern nicht zu konstatieren waren. Entsprechend den Differenzen in Körpergröße und Körpergewicht wichen die Frauenkollektive im Broca- und Quetelet-Index deutlich voneinander ab; die Männer zeigten hier mit niedrigeren Index-Werten bei den Epileptikern ein entgegengesetztes Verhalten. Diese Befunde erscheinen zunächst nur schwer interpretierbar. Die leichte durchschnittliche Erniedrigung der Körpergröße bei den Frauen mag dadurch bedingt sein, daß einige Patientinnen mit schweren angeborenen Epilepsien auch Wachstumsstörungen aufwiesen, das höhere Körpergewicht dadurch, daß möglicherweise bei den Epileptikerinnen insgesamt eine geringere Neigung zu modisch orientiertem anorektischem Verhalten vorlag als sonst bei gesunden Frauen dieser Altersklasse. Ein direkter Einfluß der Medikation auf das Körpergewicht war nicht feststellbar; die negativen Korrelationen zwischen Körpergröße bei den Frauen und Dauer der Medikation sowie Menge der insgesamt eingenommenen Antiepileptika könnten für die Richtigkeit der obigen Hypothese sprechen, wonach perinatal oder im Säuglingsalter sich manifestierende Epilepsien zum Teil ein vermindertes Körperwachstum bedingen können. Deutlich ausgeprägt waren bei den Frauen die positiven Beziehungen zwischen Medikamentendaten und Broca- bzw. Quetelet-Index, wobei auch hier die insgesamt zugeführte Medikamentenmenge und die Therapiedauer besonders wichtig waren; hieraus ist zu folgern, daß Patientinnen mit früh auftretenden und schwer verlaufenden Epilepsien zu einem höheren relativen Körpergewicht neigen als die mit später auftretenden und blander verlaufenden. Neben dem Zeitpunkt des Auftretens und der Schwere der Grunderkrankung erscheint aber nach unseren Resulaten durchaus auch ein direkter Einfluß der Medikation auf das relative Körpergewicht möglich. Eine bevorzugte Wirkung einzelner Antiepileptika in dieser Hinsicht konnten wir nicht feststellen, wenn auch in der Literatur eine Gewichtszunahme besonders bei Valproat und Clonazepam – für letzteres war allerdings die Zahl unserer monotherapierten Anfallskranken für einen Vergleich zu klein –, geringer auch unter Carbamazepin, beschrieben sind (Schmidt, 1981). Als Ursache für eine Minderung der Körpergröße mit resultierender Erhöhung von Broca- und Quetelet-Index käme bei einem Epileptikerkollektiv prinzipiell noch das Vorliegen schwerer fortgeschrittener antiepileptischer Osteopathien mit Skoliose der Wirbelsäure und Deckplatteneinbrüchen infrage. Da es sich bei unserem Kollektiv aber um jüngere Patienten handelt, die in dieser Hinsicht gut betreut und gegebenenfalls mit Vitamin D substituiert worden waren, scheidet diese Möglichkeit als Erklärung für die höheren Index-Werte bei den Epileptikern aus. Eine ähnliche Tendenz wie bei den weiblichen Anfallskranken war bei den männlichen nur angedeutet vorhanden: Lediglich beim Quetelet-Index zeigte sich eine diskrete positive Korrelation mit der durchschnittlichen Tagesdosis enzyminduzierender Antiepileptika. Da der Quetelet-Index aber bei den epileptischen Männern insgesamt eher niedriger lag als bei den Probanden der Heidelberg-Studie, muß nach Ursachen gefragt werden, die beim Normal-, nicht aber beim Epileptikerkollektiv zu einer Erhöhung des relativen Körpergewichts führen. Nach den Ergebnissen von Arab et al. (1982), die eine hochsignifikante positive Korrelation zwischen Alkoholzufuhr und Quetelet-Index fanden, ist wohl vor allem im Alkoholkonsum der entscheidende Faktor zu sehen. Die Alkoholzufuhr lag nämlich bei den Epileptikern unseres Kollektivs ganz deutlich unter der des Normalkollektivs. Während 57,5 % der anfallskranken Männer keinen Alkohol zu sich nahmen, waren es beim Kontrollkollektiv nur 5,1 %. Ein höherer täglicher Alkoholkonsum von >40 g/d wurde von 42,6 % der männlichen Normalbevölkerung, aber nur von 5 % der Epileptiker angegeben. Ähnlich differierten die Verhältnisse bei den Frauen. Die unterschiedlichen Gewohnheiten bezüglich des Alkoholkonsums sind darauf zurückzuführen, daß den Epileptikern wegen ihrer Erkrankung von ärztlicher Seite dringend zu Alkoholkarenz bzw. starker Mäßigung geraten worden war; nur ein sehr kleiner Teil des Epileptikerkollektivs litt unter einer sogenannten Alkoholepilepsie, neigte also zu Alkoholabusus. Beim Nikotinkonsum waren die Verhältnisse nicht so deutlich, aber auch hier war bei den Epileptikern ein gesundheitsbewußteres Verhalten zu verzeichnen: 65,4 % Nichtrauchern bei den Anfallskranken standen 56,2 % in der Kontrollgruppe gegenüber, >20 Zigaretten/d rauchten, 8,5 % der Epileptiker im Vergleich zu 11 % der Normalbevölkerung.

Bei der Medikamentenanamnese bestand ein gravierender Unterschied bei den Frauen hinsichtlich der Einnahme von Ovulationshemmern: Nur 5 Epileptikerinnen (2 %) benutzten orale Antikonzeptiva zum Zeitpunkt der Untersuchung, da die Sicherheit der Empfängnisverhütung vor allem bei niedrig dosierten Hormonpräparaten bei gleichzeitiger Einnahme von Antiepileptika vermindert ist (Schmidt, 1981) und den Patientinnen meist zu anderen kontrazeptiven Maßnahmen geraten worden war. Dagegen nahmen 51,2 % der Frauen der Heidelberg-Studie innerhalb der letzten 6 Monate vor der Untersuchung Ovulationshemmer. Auf diesen gravierenden Unterschied in der Häufigkeit der Einnahme von Ovulationshemmern werden wir später noch mehrfach zurückkommen müssen, wenn es um die Erklärung möglicher Ursachen von Differenzen bei den Laborwerten zwischen Epileptikerinnen und Probandinnen der Heidelberg-Studie geht. Die Angaben zur Häufigkeit der übrigen, meist gelegentlich eingenommenen Medikamente bei Epileptikerinnen und weiblichen Probanden der Heidelberg-Studie sind nicht exakt vergleichbar, da wir nur die letzte Woche vor der Untersuchung erfaßten, in der Heidelberg-Studie aber das gesamte letzte Halbjahr herangezogen wurde. Generell fiel auf, daß die Anfallskranken nur wenige zusätzliche Medikamente einnahmen, wobei am häufigsten Vitaminpräparate zur Anwendung kamen.

Hinsichtlich der anamnestischen Angaben zu Begleiterkrankungen (hier waren bei der Heidelberg-Studie nur die weiblichen Probanden eingehend befragt worden) fand sich, daß bei den Anfallskranken anamnestisch seltener über Hypertonie, Anämie, Gastroenteritis, Nahrungsmittelallergie und niedrigen Blutdruck geklagt wurde als bei den Probandinnen der Heidelberg-Studie. Niedrige Blutdruckwerte wurden im übrigen in beiden Kollektiven am häufigsten anamnestisch angegeben. Interessanterweise hatten mehr männliche als weibliche Epileptiker über zu niedrigen Blutdruck geklagt (22,4 % im Vergleich zu 17,1 %). Erhöhte Blutzucker- und Lipidwerte waren in beiden Kollektiven gleichermaßen nur selten konstatiert worden, ebenso Herzerkrankungen. Lebererkrankungen wurden von den Epileptikerinnen anamnestisch in 13,1 % angegeben, von den Probandinnen der Heidelberg-Studie in 13,3 %, Magenulcera bei der Epilepsie-Studie in 6,3 %, bei der Heidelberg-Studie in 6 %. Bei den Epileptikerinnen fielen zahlenmäßig bei den Begleiterkrankungen lediglich noch die Allergien mit 17,1 % ins Gewicht, wobei der Prozentsatz deutlich unter dem der Heidelberg-Studie (40 %) lag. Es ist zu vermuten, daß die Anfallskranken ihre Begleiterkrankungen eher dissimulieren bzw. nur bei recht gravierenden Symptomen den Arzt aufsuchen. Generell kann gesagt werden, daß durch die Anamneseerhebung hinsichtlich begleitender Erkrankungen bei den Epileptikern keine besonderen zusätzlichen Belastungen – seien sie durch die Grunderkrankung oder durch die Medikation bedingt – im Vergleich zum Normalkollektiv zu erfahren waren, selbst wenn Krankheiten wie Anämie oder Leberfunktionsstörungen angesprochen wurden, für die Einflüsse von seiten der Antiepileptika bekannt sind.

4.2. Anamnestische Angaben zu möglichen Nebenwirkungen von Antiepileptika

4.2.1. Teratogenität

Der Prozentsatz von 1,8 % an von Epileptikerinnen geborenen Kindern mit Kiefergaumenspalten deckt sich fast genau mit dem von Janz (1979) ermittelten von 1,9 %, ebenso die 1,8 % bei kardiovaskulären Mißbildungen. Skelettanomalien (Hüftgelenksdysplasie) waren in unserem Kollektiv mit 1,8 % etwas häufiger als in der Zusammenstellung von Janz (0,7 %) vertreten; nur in einem Fall wurde von unseren Müttern eine urogenitale Mißbildung angegeben. Selten, nämlich nur zweimal, wurde über Symptome im Sinne eines fetalen Antiepileptika-Syndroms (Hypoplasie der Endphalangen, schwerer Intelligenzdefekt) berichtet. Offen bleibt die Zuordnung eines Tumors im Orbitabereich bei einem Neugeborenen sowie die Art der Mißbildungen bei einer verstorbenen Frühgeburt. Generell ist die Zahl der Kinder, die von den in unserer Studie untersuchten Frauen geboren wurden, sicher zu klein, um hieraus repräsentative Daten gewinnen zu können; insgesamt decken sich die von uns gefundenen Häufigkeiten von Fehlbildungen aber gut mit den bisherigen Literaturangaben. Hinsichtlich der Medikation von Müttern mit Anomalien bei ihren Kindern können wir nicht genauer differenzieren, da der weitaus größte Teil der Mütter kombiniert behandelt worden war, wobei die vier häufiger eingesetzten Antiepileptika – Phenytoin, Primidon, Valproat und Carbamazepin – sämtlich zum Einsatz kamen.

4.2.2. Schmerzhafte Schultersteife

Schmerzen im Schultergelenk bei Bewegungen wurden von unseren Patienten in 5,7 % angegeben; dies deckt sich mit den Befunden von Janz und Piltz (1984), die in der Altersklasse zwischen 30 und 39 Jahren eine Häufigkeit von 7,5 %, unter 30 Jahren keine Erkrankungsfälle fanden. Ein Einfluß der Epilepsieart auf das Auftreten einer schmerzhaften Schultersteife ließ sich in unserem Kollektiv nicht nachweisen, und auch die Gesamtmenge sowie die durchschnittliche Tagesdosis spielten ebensowenig eine Rolle wie die Therapiedauer, Befunde, die wiederum die Ergebnisse von Janz und Piltz (1984) bestätigen. Der durchschnittliche Beginn der antiepileptischen Therapie lag bei den betroffenen Männern leicht über dem Wert für das Gesamtkollektiv, bei den Frauen darunter, so daß der Zeitpunkt des Beginns der Behandlung keine Rolle für die Manifestation einer frozen shoulder zu spielen scheint. Hinsichtlich der Medikation bestätigte sich das bekannte Phänomen, daß für die Manifestation dieser Nebenwirkung die Einnahme von Phenobarbital oder Primidon entscheidend ist. 12 Männer und alle 22 betroffenen

Frauen hatten Primidon, Phenobarbital oder CHP-Phenobarbital eingenommen, meist in Kombination mit anderen Medikamenten; lediglich 1 Mann stand unter einer Kombinationstherapie mit Phenytoin und Carbamazepin. Dabei ist zu berücksichtigen, daß das Symptom einer schmerzhaften Schultersteife nicht spezifisch für eine Medikamentennebenwirkung ist und durchaus auch aus anderen Gründen auftreten kann. Das schon von Lund (1941) häufiger als erwartet gefundene gemeinsame Auftreten von schmerzhafter Schultersteife und Dupuytren'scher Kontraktur fanden wir in unserem Kollektiv bestätigt, wenn auch nur in mäßigem Ausmaß.

4.2.3. Gelenkschmerzen

Über Gelenkschmerzen, die nicht nur das Schultergelenk betrafen, klagten 7,4 % unserer Patienten. Janz und Piltz beschrieben bei einigen ihrer Epileptiker mit schmerzhafter Schultersteife zusätzlich auch Schmerzen in anderen Gelenken, und auch wir fanden deutlich mehr Patienten als rechnerisch erwartet, die eine Kombination von schmerzhafter Schultersteife und sonstigen Gelenkschmerzen hatten. Im übrigen sind fieberhafte schmerzhafte Schwellungen der Gelenke bei Behandlung mit Trimethadion bekannt (Livingston und Boks, 1955). Arthralgien wurden aber auch unter anderen Antiepileptika beobachtet. Ein sicherer Zusammenhang mit der Art der Epilepsie bestand bei unseren Patienten nicht, wenn auch die Patienten mit idiopathischer Epilepsie eine gewisse Tendenz zu entsprechenden Beschwerden zeigten. Von den Medikamenten, die häufiger eingenommen wurden, zeigte keines bei beiden Geschlechtern eine höhere Manifestationsrate hinsichtlich Gelenkbeschwerden als die übrigen Antiepileptika, so daß entsprechende Beschwerden nicht speziell einem Antiepileptikum zugeordnet werden können. Menge und durchschnittliche Tagesdosis spielten ebensowenig eine Rolle hinsichtlich der Manifestation von Gelenkbeschwerden wie die Dauer der antiepileptischen Therapie.

4.2.4. Gastrointestinale Störungen

Übelkeit wurde unter Valproat-Einnahme angegeben (Schmidt, 1982), kommt aber auch bei Einnahme anderer Antiepileptika vor. Ebenso sind Erbrechen, Oberbauchbeschwerden – speziell mitgeteilt für Ethosuximid (Burke, 1964) –, Obstipation und Diarrhoe Symptome, die unter Einnahme fast aller Antiepileptika gelegentlich zu beobachten sind. Zahlenmäßig relevant unter diesen von uns erfaßten Störungen waren Diarrhoe, über die 5,9 % der Patienten klagten, und Obstipation, wo der entsprechende Prozentsatz bei 10,8 % lag. Epigastrische Schmerzen wurden dagegen nur von 1,5 %, Übelkeit von 4,1 % und Erbrechen von 3,1 % der Patienten angegeben. Für keines dieser Symptome bestand ein Zusammenhang mit der Art der Epilepsie. Die Patienten mit Klagen über Obstipation wiesen deutlich höhere Gesamtmengen an eingenommenen Antiepileptika auf als die in dieser Hinsicht beschwerdefreien, wobei der Unterschied weniger deutlich wurde, wenn nur die enzyminduzierenden Antiepileptika berücksichtigt wurden. Entsprechend war die Behandlungsdauer bei den betroffenen Patienten deutlich länger. Die durchschnittliche Tagesdosis lag höher bei den Patienten mit Obstipation. Es scheint demnach so, als ob die Menge an eingenommenen Antiepileptika eine Rolle bei der Manifestation der doch relativ häufig geklagten Obstipation spielen könnte, wobei der Entstehungsmechanismus dieser Nebenwirkung unklar ist. Für die Patienten mit Diarrhoe, Übelkeit und Erbrechen fanden sich keine entsprechenden Beziehungen zu Therapiedauer und Menge der Medikation. Bei der Obstipation bewegte sich für alle häufiger eingenommenen Medikamente bei den Männern das Manifestationsrisiko um 10% mit einem gewissen Gipfel bei Carbamazepin und Ethosuximid; die Frauen wiesen deutlich höhere Raten um 20% auf, hier führte bei den öfters eingenommenen Antiepileptika Barbexaclon (in 22% Klagen über Obstipation), gefolgt von Primidon (19,7%) und Carbamazepin (18,3%); eine spezielle Rolle bestimmter Medikamente bei der Auslösung von Obstipation ist aus diesen Zahlen aber nicht mit Sicherheit zu entnehmen. Bei den Männern wiesen bei den Klagen über Diarrhoe wiederum die mit Carbamazepin und Ethosuximid therapierten die höchsten Manifestationsraten (10,4% und 10,9%) auf, die übrigen häufiger eingenommenen Präparate zeigten Raten zwischen 7,2% und 9,3%. Die Frauen klagten insgesamt deutlich weniger über Diarrhoen, hinsichtlich einer Zuordnung zu speziellen Medikamenten sind die Fallzahlen zu klein. Bei Angaben über Übelkeit dominierten bei beiden Geschlechtern recht eindeutig Ethosuximid und Valproat, soweit dies bei der niedrigen Anzahl von Patienten mit entsprechenden Beschwerden beurteilbar ist. Erbrechen wurde von den Männern in unserer Studie so selten geklagt, daß eine Zuordnung zu bestimmten Medikamenten sinnlos wäre. Bei den Frauen, die häufiger Erbrechen angaben, fanden sich unter den öfters eingenommenen Antiepileptika wieder höhere Manifestationsraten bei Ethosuximid und Valproat. Insgesamt können wir somit die erwähnten Literaturangaben über gehäufte Beschwerden in Form von Übelkeit und Erbrechen speziell bei Einnahme dieser beiden Antiepileptika bestätigen.

4.2.5. Oligurie und Pollakisurie

Störungen im Bereich der abführenden Harnwege im Sinne von zu seltenem oder zu häufigem Harndrang sind in der Literatur für Carbamazepin (Oligurie) und Phensuximid (Pollakisurie) mitgeteilt (Meinardi und Stoel, 1976).

Wir fanden Klagen über entsprechende Beschwerden sehr selten: Nur eine Frau, die kein Carbamazepin, sondern eine Kombination von Phenytoin und Valproat eingenommen hatte, klagte über Oligurie. Bei den 3 Männern und 7 Frauen, die anamnestisch Pollakisurie angegeben hatten, zeigte sich keine besondere Häufigkeit einer Manifestation durch ein bestimmtes Medikament. Insbesondere nahm keiner dieser Patienten Phensuximid ein. Banale Zystitiden als Ursache der Beschwerden erscheinen durchaus möglich.

4.2.6. Rezidivierende Haut- und Schleimhautschwellungen

Rezidivierende Schwellungen von Haut und Schleimhaut im Sinne eines angioneurotischen Ödems wurden bei Primidon-Behandlung beobachtet (Meinardi und Stoel, 1976). Die beiden Patienten aus unserer Studie, die über entsprechende Beschwerden berichteten, hatten kein Primidon eingenommen, standen vielmehr unter Monotherapie mit Phenytoin bzw. Ethosuximid. Die von ihnen geklagten Symptome waren im übrigen nur diskret und nicht mit dem Vollbild eines angioneurotischen Ödems vergleichbar.

4.2.7. Potenzstörungen

Die Ursache der unter Antiepileptika öfters angegebenen Reduktion der Libido mit Potenzstörungen (Christiansen et al. 1975; Hieron und Saunders, 1976; Taylor, 1969) ist unklar. Sedative Effekte der Antiepileptika – speziell für Primidon wurde Impotenz beschrieben (Meinardi und Stoel, 1976) – wurden ebenso angeschuldigt wie psychologische Faktoren oder Veränderungen im Hormonmetabolismus durch die Antiepileptika (Schmidt, 1982). So sehen Barragry et al. (1978) als mögliche Ursache von Potenzstörungen bei Epileptikern eine vermehrte Proteinbindung des Testosterons im Serum bei gleichzeitiger Änderung der Gonadotropinausscheidung an (s. auch Diskussion der Hormonwerte). Da wir nur bei einem kleinen Teil der von uns untersuchten Männer – und dies auch nur bei monotherapierten – Testosteron bestimmt haben, können wir keine Aussage über die Testosteronspiegel bei den 16 Patienten mit Angaben über Impotenz in der Anamnese machen. Hinsichtlich der Medikation können wir nur sagen, daß sich die 6 Monotherapierten auf die gebräuchlichen Antiepileptika gleichmäßig verteilen und daß bei den Kombinationstherapien häufig Phenytoin anzutreffen ist. Unser Befund hoher Testosteronwerte bei den mit Phenytoin behandelten Epileptikern scheint somit keineswegs Ausdruck einer gesteigerten Libido und Potenz; vielmehr dürfte er lediglich die erwähnte vermehrte Proteinbindung widerspiegeln. Insgesamt ist die Zahl der von uns erfaßten Patienten mit Angaben über Potenzstörungen zu klein, um relevante Aussagen über die Art der für diese Nebenwirkung verantwortlichen Medikation zu ermöglichen.

4.2.8. Muskelfaszikulieren

Faszikulieren wurden von Direkze und Fernando (1977) unter einer Pheny-
toin-Therapie beschrieben. Von den 6 Patienten aus unserem Kollektiv, die
über entsprechende Beschwerden klagten, nahmen aber nur 3 Phenytoin
ein, die übrigen standen unter Medikation mit Primidon, Valproat, CHP-
Phenobarbital oder Carbamazepin. Da bei keinem der Patienten bei der
Untersuchung Faszikulieren gesehen wurde, dürfte es sich generell um diskrete und vorübergehende Störungen gehandelt haben – es sei in diesem
Zusammenhang auch an das Auftreten sogenannter benigner Faszikulatio-
nen bei Normalkollektiven erinnert.

4.2.9. Extrapyramidale Störungen

Choreoathetotische Bewegungsstörungen sowie orofaziale Dyskinesien sind
aus der Literatur vorzugsweise unter der Einnahme von Phenytoin und Carbamazepin bekannt, meist reversibel und bei hohen Serumspiegeln der
Antiepileptika auftretend (Bellman und Haas, 1974; Borey und Koller,
1983; Chalhub und Devivo, 1976; Chalhub et al., 1976; Dreyer, 1969; Gerber
et al., 1972; Jan und Kliman, 1974; Joyce und Gunderson, 1980; Kooiker
und Sumi, 1974; Krishnamoorthy et al., 1983; Logan und Freeman, 1969; Mc
Lellan und Swash, 1974; Peters et al., 1966; Rasmussen und Kristensen,
1977; Rosenblum et al., 1974; Shuttleworth et al., 1974, Yoshida et al., 1985).
Anamnestische Angaben über choreoathetotische Bewegungsstörungen
erhielten wir in 2,0%, bei der Untersuchung sahen wir aber keinen Patienten mit entsprechenden Symptomen, so daß es sich also nur um vorübergehende Störungen gehandelt hatte. Bis auf 3 Patienten mit Primidon-Mono-
therapie hatten alle anderen Phenytoin oder Carbamazepin, meist in Kombination, erhalten. Insgesamt ist unsere Fallzahl aber zu klein, um relevante
Aussagen über die verursachenden Pharmaka machen zu können, und auch
über die Serumspiegel der Antiepileptika zum Zeitpunkt des Auftretens der
Symptome können retrospektiv keine Angaben gemacht werden. Von den 10
Patienten mit orofazialen Dyskinesien boten 4 zum Untersuchungszeitpunkt
entsprechende Symptome. Dabei läßt die Verteilung auf die einzelnen Antiepileptika keine Schlüsse hinsichtlich einer entscheidenden ätiologischen
Rolle eines Antiepileptikums zu, da außer Carbamazepin alle häufiger eingenommenen Antiepileptika in Kombinationen vertreten waren. Bis auf
einen Patienten, der hohe Phenobarbital- und Phenytoin-Serumkonzentra-
tionen aufwies, war die Ausprägung der Störungen bei unseren Patienten
sehr diskret, und die meisten Anfallskranken, die anamnestisch entsprechende Störungen angaben, waren zum Untersuchungszeitpunkt bereits wieder beschwerdefrei. Auch bei diesen bestand eine Medikation mit diversen

Antiepileptika, darunter im übrigen auch mit Carbamazepin als Monotherapeutikum. Wir können somit aus unseren Ergebnissen folgern, daß offenbar sämtliche gebräuchlichen Antiepileptika selten extrapyramidalmotorische Reizerscheinungen, meist in milder Form und reversibel, verursachen können.

4.3. Klinische Auffälligkeiten

4.3.1. Zerebelläre Störungen

Zerebelläre Störungen mit histologisch nachgewiesenem Untergang von Purkinje-Zellen wurden bei Epileptikern bereits lange vor der Einführung von Phenytoin in die Anfallsbehandlung gesehen (Liebers, 1928; Spielmeyer, 1920). Andererseits ist unbestritten, daß die bei Phenytoin-Intoxikation auftretenden Kleinhirnsymptome persistieren können (Höglmeier und Wenzel, 1969; Kokenge et al., 1965; Utterback, 1958). Als zusätzliche Faktoren, die zu dauernder Kleinhirnschädigung führen, wurde dabei ein Status epilepticus, eine zerebrale Hypoxie, eine Enzephalitis, eine Demenz oder eine mit Elektroschock behandelte epileptische Psychose angesehen (Schmidt, 1981). Es wird daher heute die Ansicht vertreten, daß Phenytoin allein nicht für die Entstehung von zerebellären Schäden verantwortlich gemacht werden kann (Dam, 1982). Abgehoben wird in diesem Zusammenhang speziell auf die Zahl der Anfälle. Wir fanden mindestens ein Symptom einer Funktionsstörung des Kleinhirns, meist einen Blickrichtungsnystagmus, bei 23,3 % der von uns untersuchten Epileptiker. 26 (4,3 %) litten unter stärkeren zerebellären Störungen mit ausgeprägter Symptomatik. 39 der Patienten mit Kleinhirnsymptomen hatten anamnestisch eine Phenytoin-Intoxikation, nur bei 6 war eine vorbestehende Kleinhirnschädigung im Rahmen der Grunderkrankung bekannt. 34 der insgesamt betroffenen 147 Patienten hatten nie Phenytoin eingenommen. Zerebelläre Symptome traten in unserem Kollektiv bei symptomatischer Epilepsie deutlich häufiger auf als bei idiopathischer, was für die erwähnte postulierte Bedeutung einer zerebralen Vorschädigung für die Manifestation zerebellärer Symptome sprechen könnte. Hinsichtlich der Medikation fanden wir eine klare Abhängigkeit von der Gesamtdosis, der mittleren Tagesdosis und – etwas geringer – der Therapiedauer. Entsprechend lagen Beginn des Anfallsleidens und Beginn der Therapie bei den Epileptikern mit zerebellären Symptomen unter den Werten des Gesamtkollektivs. Bei Betrachtung ausschließlich derjenigen 113 Epileptiker mit Kleinhirnsymptomen, die Phenytoin eingenommen hatten, bestand zwar ebenfalls ein Zusammenhang mit Gesamtdosis und Behandlungsdauer, entsprechend auch mit dem Behandlungsbeginn; es fanden sich hier aber interessanterweise keine Beziehungen zur mittleren Tagesdosis des Phenytoins sowie zur Maximaldosis. Diese Befunde belegen die Bedeutung der hochdosierten Kombinationstherapie für die Manifestation zerebellärer Störungen und relativieren die Bedeutung des Phenytoins für diese Nebenwirkung. Dies kommt auch deutlich zum Ausdruck bei der Häufigkeit der einzelnen Antiepileptika bei Patienten mit zerebellären Störungen: Das Risiko war für beide Geschlechter bei Phenobarbital höher, wobei dieser Befund wohl dadurch zustande kommt, daß Phenobarbital häufig in Kombination mit Phenytoin eingesetzt wurde. Das gleiche gilt für Clonazepam, das bei unseren Patienten meist als zusätzliches Präparat und öfters in Kombination mit Phenytoin gegeben wurde. Die Phenytoin-Plasmaspiegel der Epileptiker mit zerebellären Symptomen, die zum Untersuchungszeitpunkt Phenytoin einnahmen, lagen zwar höher als bei den übrigen, der Unterschied erreichte aber keine statistische Signifikanz. Bei der direkten Korrelation des Grades der zerebellären Störung mit den Medikamentendaten fanden sich nur bei den Frauen schwache Korrelationen mit der Gesamtmenge an eingenommenen Antiepileptika, nicht dagegen mit dem aktuellen Phenytoin-Serumspiegel; einschränkend ist hier aber zu sagen, daß nur wenige Patienten höhergradige zerebelläre Funktionsstörungen aufwiesen. Bei den Patienten mit zerebellären Symptomen, die kein Phenytoin eingenommen hatten, überrascht, daß nicht Carbamazepin relativ zur Häufigkeit der Einnahme im Gesamtkollektiv besonders stark vertreten ist, sondern Ethosuximid mit 7,6% und Clonazepam mit 8,8% relativ am häufigsten eingenommen wurden, auch dies wiederum ein Argument für die Bedeutung der Kombinationstherapien. Beziehungen zwischen der Manifestation von zerebellären Störungen und der Gesamtzahl der Grandmal-Anfälle bzw. der Zahl der Grand-Mal-Anfälle im letzten Jahr vor der Untersuchung fanden wir nicht, so daß unsere Studie die oben erwähnten Hypothesen hinsichtlich einer möglichen Bedeutung dieser Faktoren nicht bestätigen kann. Mögliche Zusammenhänge bestehen nach unseren Befunden zwischen der Manifestation von zerebellären Störungen und dem Status von Folat, Vitamin C und Vitamin D, eventuell auch Biotin und Vitamin A. Diese Beziehungen sollen bei der Besprechung der einzelnen Vitamine diskutiert werden.

4.3.2. Gingivahyperplasie

Die Literaturangaben zur Häufigkeit der Gingivahyperplasie bei mit Phenytoin behandelten Anfallskranken schwanken zwischen 10% bei präpubertären Kindern (Matsumoto et al., 1975) und 50% bei jungen, hochdosierten behandelten, institutionalisierten Patienten mit schlechter oraler Hygiene (Babcock, 1965). Einen Wert von etwa einem Drittel aller mit Phenytoin behandelten Patienten nehmen Houck et al. (1972) an. Die von uns gefundene Manifestationsrate der Gingivahyperplasie lag bei 27,9%, mit deutlich höheren Risikoraten bei den mit Phenytoin behandelten Patienten von

34,5% für die Männer und 40,6% für die Frauen. Bekannt ist, daß die Inzidenz der Gingivahyperplasie jenseits des 45. Lebensjahres abnimmt (Babcock, 1965). Unsere Studie bestätigt, daß die Einnahme von Phenytoin ganz entscheidend für die Manifestation der Gingivahyperplasie ist; fanden sich doch unter den Betroffenen nur 24 Patienten (14,1%), die kein Phenytoin eingenommen hatten; von diesen wiesen 5 eine Medikation mit Mephenytoin auf, von dem entsprechende Wirkungen gleichfalls bekannt sind (Babcock et al., 1966), was bei der engen chemischen Verwandtschaft mit Phenytoin nicht überrascht; etwa die Hälfte unserer insgesamt wenigen Patienten mit Mephenytoin-Medikation litten unter Gingivahyperplasie, also noch mehr als bei Phenytoin. Die restlichen 19 Patienten, die nicht unter Phenytoin-Medikation standen, bestätigen die Richtigkeit der Befunde von Stirrups und Inglis (1980), wonach es in seltenen Fällen auch bei anderen Medikamenten als Phenytoin zur Gingivahyperplasie kommen kann, wobei offenbar speziell Primidon als auslösender Faktor anzusehen ist. Hinsichtlich der Art der Epilepsie boten unsere Patienten mit symptomatischer Epilepsie signifikant häufiger diese Nebenwirkung als diejenigen mit idiopathischer. Eindeutige Beziehungen bestanden auch zur Gesamtmenge an eingenommenen Antiepileptika, zur durchschnittlichen Tagesdosis und zur Therapiedauer. Entsprechend lagen Beginn des Leidens und Beginn der Therapie bei den Patienten mit Gingivahyperplasie im Mittel unter den Werten für das Gesamtkollektiv. Wir können also die Dosisabhängigkeit der Manifestation der Gingivahyperplasie bestätigen. Von Harris und Rowe (1976) waren bei Epileptikern Zahnwurzelanomalien beobachtet worden, die denen bei Hypoparathyreoidismus ähneln; eine gemeinsame Ätiologie dieser Zahnwurzelanomalien und der Gingivahyperplasie im Sinne einer Störung im Stoffwechsel von Parathormon und Vitamin D wurde von den Autoren postuliert. Wir fanden tatsächlich im Mittel niedrigere Parathormonwerte bei den Patienten mit Gingivahyperplasie, wobei sich der Unterschied aber im Wilcoxon-Test nicht sichern ließ. Die Vitamin-D-Spiegel lagen zwar bei Patienten mit Gingivahyperplasie niedriger als bei den übrigen – wie auch die Konzentrationen von Vitamin C und Folat –, diese Differenzen waren aber nur sehr diskret. Deutlich dagegen war ein schlechterer Biotin- und Vitamin-B_2-Status bei den Patienten mit Gingivahyperplasie, möglichen Zusammenhängen sollte in weiteren Untersuchungen nachgegangen werden. Eine Beziehung zwischen Manifestation der Gingivahyperplasie und Erniedrigung der Immunglobulin-A-Spiegel fanden wir nicht; überraschenderweise hatten die Frauen mit Gingivahyperplasie sogar höhere IgA- und IgM-Spiegel als die ohne Zahnfleischschäden. Dieser Befund ist möglicherweise dadurch zu erklären, daß, wie erwähnt, die Gingivahyperplasie positive Beziehungen zur Therapiedauer aufwies, wie wir sie gleichfalls für die Immunglobuline fanden. Daß sich die Kombination von zerebellären Störungen und Gingivahyperplasie bei denselben Patienten häufiger als erwartet fand, überrascht nicht, wenn man die wesentliche Bedeutung der Phenytoin-Einnahme für die Manifestation beider Nebenwirkungen bedenkt.

4.3.3. Dupuytren'sche Kontraktur

Bereits 1941 hatte Lund über das gehäufte Auftreten von Dupuytren'scher Kontraktur bei behandelten Epileptikern – bei einem Drittel bis zur Hälfte der männlichen und etwa bei einem Viertel der weiblichen Patienten – berichtet. Während Fröscher und Hoffmann (1984) bei den von ihnen ausgewerteten 71 langjährig therapieresistenten Patienten eine Inzidenz hinsichtlich Dupuytren'scher Kontraktur von 20% beschrieben, kamen Critchley et al. (1976) in ihrer Untersuchung auf eine Häufigkeit von 56%. Wir fanden in unserem Kollektiv eine Häufigkeit von 26,4%, wobei wie in den Literaturmitteilungen das männliche Geschlecht dominierte – 32,1% der Männer und 18,3% der Frauen waren betroffen. Wie Chritchley et al. (1976) fanden wir keine Beziehung zwischen Auftreten der Dupuytren'schen Kontraktur und Typ der Epilepsie. Ein Einfluß der Medikamentendosis (Fröscher et al., 1978) und der Therapiedauer auf die Manifestation einer Dupuytren'schen Kontraktur bestätigte sich bei unserem Kollektiv, allerdings waren die Unterschiede nicht so deutlich wie bei den zerebellären Störungen und der Gingivahyperplasie. Dies zeigt sich auch bei Betrachtung des Beginns des Anfallsleidens und der Therapie bei den Epileptikern mit Dupuytren'scher Kontraktur, die sich hinsichtlich dieser Parameter nicht nennenswert vom Gesamtkollektiv unterschieden. Hinsichtlich der Art der Medikation gelten Phenobarbital und Primidon als die entscheidenden Pharmaka (Crichtley et al., 1976; Fröscher et al., 1978), ausnahmsweise wurde das Auftreten einer Dupuytren'schen Kontraktur auch unter Phenytoin beobachtet. Prinzipiell können wir bestätigen, daß die Medikation mit Phenobarbital, Primidon oder Barbexaclon offenbar für die Manifestation der Dupuytren'schen Kontraktur wesentlich ist. Wir hatten in unserem Kollektiv andererseits aber immerhin 33 Patienten (20,5% der Epileptiker mit Dupuytren'scher Kontraktur), die weder Phenobarbital noch Primidon oder Barbexaclon eingenommen hatten. Vom Gesamtkollektiv waren dies 5,4% verglichen mit den Häufigkeitsraten der Dupuytren'schen Kontraktur in einer Normalpopulation, die mit 1–18% für Männer und 0,5–9% für Frauen angegeben wird, könnte dies durchaus noch der üblichen Erkrankungshäufigkeit entsprechen. Relativ gesehen wurde von diesen 33 Patienten ein auffallend großer Teil mit Carbamazepin behandelt, ein Einfluß dieses Präparates auf die Manifestation der Dupuytren'schen Kontraktur erscheint also möglich. Eine über Erwartung hohe Kombination von Dupuytren'scher Kontraktur mit zerebellären Störungen oder Gingivahyperplasie war nicht festzustellen, was bei den unterschiedlichen Medikamenten, die vorzugsweise zur Ausbildung dieser Nebenwirkungen führen, nicht verwundert. Dagegen war die Häufigkeit einer Kombination von Dupuytren'scher Kontraktur und schmerzhafter

Schultersteife – entgegen dem Befund von Critchley et al. (1976) – höher als rechnerisch zu erwarten, was im Grunde ja auch zu vermuten ist, da beide Nebenwirkungen vorzugsweise durch Phenobarbital oder Primidon verursacht werden. Da als mögliche Ursache der Dupuytren'schen Kontraktur bei Epileptikern die hepatotoxische Wirksamkeit von Phenobarbital postuliert wurde (Pojer et al. (1976), verglichen wir die Konzentrationen von Gammaglutamyltranspeptidase sowie Alanin- und Aspartataminotransferase im Plasma von Patienten mit und ohne Kontraktur, wobei sich keine signifikanten Unterschiede zeigten. Wir können somit die erwähnte Hypothese ebensowenig bestätigen wie Critchley et al. (1976) in ihrer Studie. Zusammenhänge zwischen dem Auftreten von Dupuytren'scher Kontraktur und Vitaminstatus konnten wir bei unserem Kollektiv nicht aufdecken.

4.3.4. Polyneuropathie

Ein negativer Einfluß von Phenytoin auf die Funktionen peripherer Nerven wurde bereits 1942 von Finkelman und Arieff diskutiert. Eine reversible Verlangsamung von Nervenleitgeschwindigkeiten peripherer Nerven im Rahmen einer akuten Phenytoin-Intoxikation ist inzwischen gesichert (Birket-Smith und Krogh, 1971; Hopf, 1968; Meienberg und Bajc, 1975; Shorvon und Reynolds, 1982). Hinsichtlich einer durch Phenytoin induzierten Polyneuropathie bei Langzeiteinnahme ist die Diskussion kontrovers; zu dieser Frage durchgeführte Studien erbrachten unterschiedliche Resultate mit einer Häufigkeit elektrophysiologisch faßbarer Anomalien zwischen 0% und 89% (Chokroverty und Sayeed, 1975; Danner et al., 1981; De Castro et al., 1972; Dobkin, 1977; Eisen et al., 1974; Encinoza, 1974; Fujiwara et al., 1979; Lovelace und Horwitz, 1968; Swift et al., 1981; Zebrowska-Szymusik, 1978). Nachdem von vornherein Patienten mit anderen möglichen Ursachen einer Polyneuropathie von der Betrachtung ausgeschlossen worden waren, fanden wir bei dem restlichen Kollektiv im Mittel eine Erniedrigung der von uns bestimmten drei Nervenleitgeschwindigkeiten. Daß es sich hierbei wahrscheinlich um einen Einfluß der antiepileptischen Medikation handelt, belegen die negativen Korrelationen, die bei beiden Geschlechtern mit Ausnahme der motorischen Leitgeschwindigkeit des N. medianus bei den Frauen zwischen den Leitgeschwindigkeiten und der Gesamtmenge sowie durchschnittlichen Tagesdosis der eingenommenen Antikonvulsiva bestanden. Zur Therapiedauer war ähnlich wie in den Untersuchungen von Geraldini et al. (1984) bei den Männern keine Beziehung nachzuweisen, während die Frauen entsprechende Korrelationen boten. Bei den Frauen waren die Beziehungen zwischen Medikation und neurographischen Parametern stets, bei den Männern nur teilweise, am deutlichsten ausgeprägt bei der motorischen Leitgeschwindigkeit des N. peronaeus, die somit unter den von uns gemessenen Parametern der am ehesten betroffene und empfindlichste zu sein scheint. Entsprechend boten auch die meisten Patienten, nämlich 12,6%, eine Verlangsamung beim N. peronaeus unter 45 m/s, gefolgt von 8% mit einer Verlangsamung der sensiblen Leitgeschwindigkeit des N. medianus unter 55 m/s und von 3,8% mit einer Verlangsamung der motorischen Leitgeschwindigkeit des N. medianus unter 50 m/s. Die von uns gefundene Häufigkeit von 19% an Patienten mit mindestens einer verlangsamten Leitgeschwindigkeit entspricht weitgehend der von Lovelace und Horwitz (1968) und Swift et al. (1981) mitgeteilten Inzidenz. Auch Swift et al. (1981) fanden als häufigsten pathologischen Befund eine Verlangsamung der Leitgeschwindigkeit des N. peronaeus. Wie eigene Untersuchungen ergeben haben, handelt es sich bei den meisten Fällen mit Leitgeschwindigkeitsverlangsamung um subklinische Polyneuropathien, die weder subjektive Beschwerden noch einen pathologischen Reflexbefund bieten (Krause et al., 1985a). Hinsichtlich der Art der Medikation wird nach den bisherigen Untersuchungen speziell Phenytoin für die Verminderung von Nervenleitgeschwindigkeiten verantwortlich gemacht („Hydantoin-Polyneuropathie"); die Patienten mit chronischer Phenytoin-Einnahme wurden aber meist kombiniert mit weiteren Antiepileptika behandelt (Schmidt, 1982). Inwieweit diese anderen Antikonvulsiva einen möglichen Einfluß auf die Leitfunktion peripherer Nerven haben, ist nach den Literaturangaben unklar; die Ergebnisse hinsichtlich einer möglichen Wirkung von Carbamazepin sind widersprüchlich (Shorvon und Reynolds, 1982; Swift et al., 1981). Für die Monotherapie mit Barbituraten wurde neuerdings ein Einfluß auf die Leitgeschwindigkeit der peripheren Nerven vermutet, wobei allerdings nur 6 monotherapierte Patienten untersucht worden waren (Shorvon und Reynolds, 1982). Wir fanden beim Vergleich der monotherapierten Patienten keine Unterschiede bei der motorischen Leitgeschwindigkeit des N. peronaeus und der sensiblen des N. medianus; die motorische Leitgeschwindigkeit des N. medianus lag bei den mit Carbamazepin behandelten Patienten niedriger als bei den mit Phenytoin und Valproat therapierten. Einen Zusammenhang zwischen Nervenleitgeschwindigkeit und Plasmaspiegeln bei den monotherapierten Patienten fanden wir bis auf eine nur schwer zu deutende und sicherlich kontrollbedürftige schwache positive Korrelation zwischen motorischer Leitgeschwindigkeit des N. peronaeus und Carbamazepin-Spiegel bei mit Carbamazepin monotherapierten Männern nicht, wobei zu bedenken ist, daß es sich bei den von uns untersuchten Patienten und medikamentös gut eingestellte, nicht intoxikierte Epileptiker handelte. Zusammenfassend ist zu konstatieren, daß nach unseren Ergebnissen dem Phenytoin bei Langzeitbehandlung keinesfalls eine spezifische Beeinflussung der Leitfunktion peripherer Nerven im Vergleich zu den übrigen Antiepileptika anzulasten ist. Dies deckt sich auch mit den neueren Resultaten von Geraldini et al. (1984). Der Begriff „Hydantoin-Polyneuropathie" sollte somit durch „antiepileptikabedingte Polyneuropathie" ersetzt werden. Einen

Zusammenhang zwischen den neurotropen Vitaminen der B-Gruppe und der Leitfunktion der peripheren Nerven konnten wir nicht aufdecken; die einzige positive Korrelation mit einem Vitamin bestand bei den Frauen zwischen der sensiblen Leitgeschwindigkeit des N. medianus und Vitamin C; erwähnenswert ist in diesem Zusammenhang, daß wir in einer früheren Untersuchung bei Männern mit alkoholinduzierter Epilepsie niedrigere Nervenleitgeschwindigkeiten – vor allem wiederum der sensiblen Leitgeschwindigkeit des N. medianus – und niedrigere Vitamin-C-Spiegel als bei dem Rest der männlichen Epileptiker gefunden hatten (Krause et al., 1985c). Es erscheint also durchaus interessant, möglichen Verbindungen zwischen der Ausbildung von Polyneuropathie und Vitamin-C-Status nachzugehen. Die Bedeutung der in unserem Kollektiv bei den Frauen beobachteten negativen Korrelationen zwischen β-Carotin und sensibler und motorischer Leitgeschwindigkeit des N. medianus sowie zwischen Vitamin E und motorischer Leitgeschwindigkeit des N. medianus ist unklar (s. Diskussion der entsprechenden Vitamine). Es erscheint hier möglich, daß über den Lipidstatus Verknüpfungen zwischen den fettlöslichen Vitaminen und der Nervenleitgeschwindigkeit erfolgen. Aus der Literatur sind ja Polyneuropathien bei Hyperlipidämien bekannt. Tatsächlich fanden wir bei beiden Geschlechtern eine negative Korrelation zwischen Cholesterol und einem neurographischen Parameter, bei den Männern zusätzlich zwischen einer Leitgeschwindigkeit und Apolipoprotein B, Apolipoprotein A$_1$ und HDL-Colesterol, bei den Frauen zwischen einer Leitgeschwindigkeit und den Phospholipiden. Es erscheint von Interesse, diesen Zusammenhängen auch in anderen Kollektiven nachzugehen.

4.3.5. Myasthenisches Syndrom unter Antiepileptika

In der Literatur sind einige Fälle von reversiblen myasthenischen Syndromen unter Behandlung mit Phenytoin bzw. Mesantoin (Brumlik und Jacobs, 1974; Milonas et al., 1983; Regli und Guggenheim, 1965) sowie mit Trimethadion (Booker et al., 1970; Peterson, 1966) beschrieben; ebenso wurden subklinische lediglich myographisch faßbare Veränderungen unter Phenytoin-Medikation beobachtet (Toivakka und Hokkanen, 1969; Zebrowska-Szymusik, 1978). Wir können mit der von uns angewandten Methodik den hohen Prozentsatz von abnormen Muskelbelastungstesten, den Zebrowska-Szymusik (1978) mit 28,6% bei 42 untersuchten Epileptikern fand, nicht bestätigen; lediglich 2% des von uns entsprechend untersuchten Kollektivs wies subklinische Hinweise auf ein myasthenisches Syndrom auf. Der ganz überwiegende Teil dieser Patienten (8 von 11) nahm zum Untersuchungszeitpunkt kein Phenytoin ein, sodaß die Bedeutung dieses Medikaments zumindest für die subklinischen Formen ähnlich wie bei den Polyneuropathien sehr fragwürdig erscheint; häufiger als Phenytoin war Carbamazepin (5) vertreten, genauso häufig erstaunlicherweise Barbexaclon, das ja im Gesamtkollektiv wesentlich seltener eingenommen wurde als Phenytoin. Insgesamt ist die Zahl der auffälligen Patienten aber sicher zu klein, um relevante Schlüsse hinsichtlich der Bedeutung der einzelnen Antiepileptika für die mögliche Ausbildung myasthenischer Reaktionen zuzulassen.

4.3.6. Konzentrationsstörungen

Untersuchungen zur Konzentrationsfähigkeit bei Epileptikern führte Remschmidt (1970) mit Hilfe des d_2-Aufmerksamkeitsbelastungstests durch; der Autor fand hierbei eine deutlich schlechtere Leistung bei den Anfallskranken, wobei er möglichen Zusammenhängen mit der Medikation nicht nachging. Dieser Aspekt wurde 10 Jahre später von Marchesi et al. (1980) untersucht, die bei den mit Phenytoin und Phenobarbital, nicht dagegen bei den mit Carbamazepin behandelten Patienten eine Verminderung der Konzentrationsfähigkeit fanden. Hebenstreit (1982) beschrieb lediglich bei institutionalisierten Epileptikern, nicht dagegen bei ambulanten, eine verminderte Leistungsfähigkeit im d_2-Test; Unterschiede zwischen den einzelnen Anfallstypen fand er nicht. Hunger und Kleim (1983) teilten dagegen bei den von ihnen untersuchten Epileptikern Defizite vor allen beim diffusen generalisierten Anfallstyp mit. Bei unserem Kollektiv fanden wir generell eine deutliche Erniedrigung der Standardwerte für die Ganzleistung (Gesamtzahl der bearbeiteten Symbole) sowie den Gesamttestwert (Gesamtzahl abzüglich der Fehler), wobei unser Befund weitgehend dem von Hunger von Kleim (1983) erhobenen entspricht. Daß die Medikation hierbei wahrscheinlich ein ursächlicher Faktor ist, zeigen die deutlichen negativen Korrelationen zwischen den Ergebnissen des d_2-Testes und der Gesamtmenge an eingenommenen Antiepileptika, der durchschnittlichen Tagesdosis sowie der Behandlungsdauer bei beiden Geschlechtern. Zu bedenken ist hierbei natürlich, daß die Patienten mit schwereren Epilepsieformen, die in der Regel krankheitsbedingt häufiger unter psychoorganischen Leistungseinbußen leiden, auch höhere Dosierungen erhalten. Erwartungsgemäß unterschieden sich die Patienten mit idiopathischen und symptomatischen Epilepsien hinsichtlich ihrer Konzentrationsfähigkeit mit besseren Leistungen bei der ersteren Epilepsieform. In einer früheren Untersuchung haben wir gezeigt, daß die Beziehungen zwischen d_2-Test und Medikation bei den Patienten mit idiopathischer Epilepsie wesentlich stärker ausgeprägt sind als bei denen mit symptomatischer (Krause et al., 1985a). Bei letzterer bedingt offenbar das Grundleiden selbst häufig bereits ein schlechteres Testergebnis ohne stärkere zusätzliche Beeinflussung durch die Medikation. Unsere Ergebnisse stehen in einem gewissen Gegensatz zu den erwähnten Befunden von

Hebenstreit (1982), der allerdings nicht Epilepsie-, sondern Anfallstypen verglich. Praktisch wichtig erscheint als Ergebnis der Untersuchung der Resultate des d_2-Tests bei den monotherapierten Patienten, daß für Carbamazepin, Phenytoin und Valproat die Werte über dem Durchschnitt des Gesamtkollektivs lagen und daß von den Patienten unter Monotherapie mit den beiden letztgenannten Antiepileptika praktisch normale Werte erreicht wurden. Die Differenz zu den mit Primidon behandelten Patienten, die noch unter dem Durchschnittswert unseres Kollektivs lagen, war allerdings im Kruskal-Wallis-Test nicht zu sichern. Weitere Untersuchungen an großen Epileptikerkollektiven zur Klärung der Frage, ob eine Therapie mit Barbituraten und Kombinationen tatsächlich das Konzentrationsvermögen vermindert, erscheinen nach unseren Resultaten von großem Interesse. Das Ergebnis von Marchesi et al. (1980) hinsichtlich eines negativen Effekts einer Phenytoin-Medikation können wir jedenfalls nicht bestätigen. Offen bleibt zunächst auch die Frage, ob die Beziehungen zwischen den Ergebnissen des Aufmerksamkeitsbelastungstest und dem Status der Vitamine B_2, B_6, C, D und β-Carotin, die wir bei den Frauen fanden, Relevanz hinsichtlich Ätiologie oder Therapie von Konzentrationsstörungen besitzen. Auch hier erscheinen weitere Untersuchungen angezeigt. Nicht bestätigen können wir den Befund von Ser Quijano et al. (1983), die Zusammenhänge zwischen psychologischen Störungen und Folatspiegeln bei den von ihnen retrospektiv untersuchten ambulanten Epileptikern fanden.

4.3.7. Osteopathia antiepileptica

Seit der Erstbeschreibung einer antiepileptikabedingten Osteomalazie bei Kindern durch Kruse (1968) und Schmid (1967) war diese Nebenwirkung häufig Gegenstand von Untersuchungen (Kruse, 1975). Von Anfang an wurde ein Zusammenhang mit dem Vitamin-D-Stoffwechsel vermutet, aber die Diskussion über die Ätiologie der Osteopathia antiepileptica ist immer noch kontrovers (Offermann, 1983). Wurde auch das gehäufte Vorkommen einer Osteopathie von manchen Autoren generell bestritten (Livingston, 1973), so ergaben doch die meisten sorgfältigen Untersuchungen entsprechende Auffälligkeiten bei langzeitbehandelten Epileptikern. Zur Frühdiagnostik wurden radiologische Untersuchungsmethoden wie Röntgenaufnahmen der Wirbelsäule, des Beckens sowie der Hände und Füße, zum Teil in Weichteiltechnik (Prager et al., 1977; Krause et al., 1977) eingesetzt, darüber hinaus Photonabsorptionsmessungen (Christiansen et sl., 1973; Linde et al., 1971). Knochenbiopsien bestätigen die Störung des Knochenstoffwechsels bei Epileptikern (Mosekilde und Melsen, 1976). Ätiologisch wurde eine Vitamin-D-Defizienz, verursacht durch vermehrten Abbau in der Leber aufgrund der Enzyminduktion durch Antiepileptika, ebenso angeschuldigt wie eine verminderte Calciumabsorption (Kraft et al., 1973, Shafer und Nuttal, 1975) oder eine Inhibition der Parathormonwirkung (Harris et al., 1974). Eine Defizienz von Vitamin D wurde in den meisten entsprechenden Studien beschrieben, andere Autoren bestätigten diesen Befund nicht (s. Diskussion von Vitamin D). Bei Anwendung der Photonenabsorptionsmessung, die heute als empfindlichstes diagnostisches Instrument zur Früherkennung von Osteopathien gilt (Christiansen et al., 1976), fanden wir in unserem Kollektiv im Mittel niedrigere Werte für Knochenmineralgehalt und Knochenmasse, als sie bei einem Kontrollkollektiv gleichen Alters beschrieben worden waren. Niedrige Werte der Knochenmasse $<0,76$ g/cm^2 für die Männer und $<0,68$ g/cm^2 für die Frauen, die auf eine Osteomalazie hinweisen, beobachteten wir bei 19,3 % der männlichen und 30,9 % der weiblichen Anfallskranken. Sichere Beziehungen von Knochenmineralgehalt oder Knochenmasse zu Gesamtmenge und durchschnittlicher Tagesdosis der Antiepileptika ließen sich ebensowenig nachweisen wie zur Therapiedauer. Letzterer Befund steht im Gegensatz zu dem von Christiansen et al. (1973), entspricht aber den Ergebnissen von Hahn et al. (1975). Die Ergebnisse der Knochendichtemessungen bei den Patienten mit unterschiedlicher Behandlungsdauer, wobei wir keine Unterschiede zwischen den einzelnen Gruppen fanden, bestätigen zwar unsere früher aufgrund radiologischer Befunde aufgestellte Hypothese (Mehregan et al., 1979), wonach es bereits in den ersten beiden Jahren der Antiepileptikatherapie zu Veränderungen am Knochen kommt, zeigen aber keine besondere Gefährdung der über 10 Jahre Behandelten, wie wir es – in allerdings diskreter Ausprägung – bei Zugrundlegung radiologischer Kriterien gesehen hatten. Hiermit stimmt überein, daß wir ja auch keine Korrelation zwischen Knochendichte und Therapiedauer gefunden haben. Die einzelnen Antiepileptika hatten keinen unterschiedlichen Einfluß auf die Knochenparameter, was überraschend ist – wurden doch bislang speziell Phenytoin und Barbiturate, nur ausnahmsweise Carbamazepin und gar nicht Valproat hinsichtlich der Auslösung einer Osteopathie als Ursache angeschuldigt. Knochenmineralgehalt und Knochenmasse korrelierten nicht mit den Calcium- oder Parathormonkonzentrationen im Serum, ein wiederum überraschender Befund, der im Gegensatz steht zu eigenen früheren Resultaten (Krause et al., 1977). Die 25-Hydroxy-Cholecalciferol-Spiegel im Serum zeigen starke saisonale Schwankungen; bei der getrennten Berechnung der möglichen Beziehungen zu den Knochendichtewerten für das Halbjahr mit hohen bzw. niedrigen Vitamin-D-Werten fehlte eine Korrelation zwischen Knochenmineralgehalt bzw. Knochenmasse und Vitamin D, was in Übereinstimmung ist mit den Befunden von Mosekilde et al. (1977) und Pylypchuk et al. (1978), die zwischen quantitativen morphometrischen Daten von Beckenkammbiopsien und Vitamin-D-Konzentrationen keine Beziehung fanden. Wie bei der Besprechung der Befunde für Vitamin D noch diskutiert werden soll, scheint also die Bestimmung dieses Vitamins für

82

die Früherkennung von Osteopathien nur von zweifelhaftem Wert, ebenso wie die Parathormon- und Calciumwerte, die ebenfalls keine Beziehung zur Knochendichte erkennen ließen. Anders scheinen die Verhältnisse bei der alkalischen Phosphatase zu liegen, wo sich zumindest bei den Männern eine deutliche negative Korrelation zu Knochenmineralgehalt und Knochenmasse fand. Demnach wäre also die alkalische Phosphatase derjenige Laborparameter, der noch am ehesten den Kalzifizierungsgrad des Skelettsystems bei langzeitbehandelten Epileptikern anzeigt und dessen regelmäßige Überprüfung somit von hohem Wert sein dürfte. Die generelle Unsicherheit hinsichtlich der tatsächlichen Ätiologie der antiepileptikabedingten Osteopathie besteht auch nach den Ergebnissen unserer Untersuchung unverändert, und weitere Studien erscheinen zur Klärung dieser Frage notwendig.

4.3.8. Dermatologische Auffälligkeiten

Pigmentstörungen im Sinne von Chloasmen wurden bei Anstaltsinsassen unter Langzeitmedikation mit Phenytoin oder Mephenytoin in einer Häufigkeit von 6,5 % mitgeteilt (Krebs, 1964; Levantine und Almeyda, 1972 und 1973). Wir fanden entsprechende Veränderungen bei unserem Kollektiv ambulanter Patienten nur in 2,8 %. Bemerkenswert erscheint, daß immerhin 7 unserer 17 Patienten mit Chloasmen kein Phenytoin oder Mephenytoin eingenommen hatten; bis auf eine Ausnahme waren diese Patienten mit Primidon behandelt worden. Es stellt sich nach unseren Befunden somit die Frage, ob wirklich nur Phenytoin für die Entwicklung dieser Störung verantwortlich gemacht werden kann. Für eine statistische Auswertung hinsichtlich Art der Epilepsie und Menge der Medikation war unsere Fallzahl zu klein.

Hypertrichose ist unter Phenytoin-Einnahme (Levantine und Almeyda, 1972), Alopezie unter Valproat beschrieben (Schmidt, 1982). Wir entdeckten insgesamt deutlich mehr Fälle mit Hypertrichose als mit Alopezie, wobei bei ersterer Anomalie naturgemäß das weibliche, bei letzterer das männliche Geschlecht dominierte. Auffällig ist, daß nur 3 der 12 Patienten mit Alopezie Valproat eingenommen hatten, während bei den Patienten mit Hypertrichose die unter Phenytoin dominierten und nur von weniger als einem Drittel (in 12 von 39 Fällen) ausschließlich andere Antiepileptika eingenommen worden waren; dieser Befund bestätigt die Mitteilungen in der Literatur hinsichtlich der besonderen Bedeutung von Phenytoin für die Manifestation dieser Nebenwirkung.

In der Regel leicht ausgeprägte Dermatitiden fanden wir bei 7,2 % unserer Patienten, wobei eine exfoliative Dermatitis nicht beobachtet wurde, was nicht verwundert, da es sich ja um langzeittherapierte Patienten handelt. Entzündliche Hautveränderungen sahen wir häufiger bei symptomatischer als bei idiopathischer Epilepsie, ein Befund, dessen Bedeutung zunächst unklar ist. Eine spezielle Medikation, die für diese Hautveränderungen verantwortlich gemacht werden könnte, fiel nicht auf, ebensowenig bestanden Beziehungen zu Gesamtmenge und durchschnittlicher Tagesdosis der Antiepileptika sowie Therapiedauer.

Die häufigste von uns beobachtete Hautaffektion war die Akne, die unsere Patienten in 17,5 % zeigten. In der Literatur wird über eine Exazerbation der Akne durch Phenobarbital, Primidon und Trimethadion berichtet (Turner, 1976). Bei Betrachtung der einzelnen Antiepileptika fiel auf, daß bei unseren weiblichen Anfallskranken mit Akne tatsächlich diejenigen unter Phenobarbital ein erhöhtes Risiko zu haben scheinen (Akne bei 40 % der Frauen unter Phenobarbital); da Phenobarbital meist in Kombinationen verabreicht wurde, kann dieser Befund aber auch ein Hinweis auf die Bedeutung der Kombinationstherapie für die Ausbildung einer Akne sein. Andererseits sahen wir aber keine Zusammenhänge mit Gesamtdosis und Tagesdosis, die bei den kombiniert behandelten Patienten im Schnitt ja höher liegen. Auch zur Therapiedauer bestand keine Beziehung. Als weiteres Medikament, das für die Ausbildung einer Akne von Bedeutung sein könnte, erschien bei beiden Geschlechtern Sultiam; die Fallzahlen sind aber bei diesem Wirkstoff zu klein, um eine verläßliche Aussage zu ermöglichen. Mögliche Zusammenhänge zwischen Manifestation einer Akne und Vitaminstatus – auffällig waren hier Biotin, Vitamin E und Folat – werden bei der Besprechung der einzelnen Vitamine diskutiert.

4.4. Laborwerte

4.4.1. Enzyme im Serum

Ein massiver Anstieg der Leberenzyme findet sich bei akuten Überempfindlichkeitsreaktionen mit Leberversagen, eine selten während der ersten 10 Wochen einer antiepileptischen Behandlung auftretende, vor allem für Valproat bei Kindern beschriebene, häufig fatale Komplikation (Jeavons, 1983; Scheffner, 1985). Naturgemäß waren solche Fälle in unserem Kollektiv langzeitbehandelter Epileptiker nicht vorhanden. Möglicherweise durch die chronische Antiepileptikaeinnahme bedingte leichtere Leberschäden wurden in 0,6 bis 2,5 % beschrieben (Jacobsen et al., 1976; Ziegler und Sinazadeh, 1975). Unabhängig davon werden unter antiepileptischer Medikation bei einer größeren Zahl von Patienten Erhöhungen der Leberenzyme beobachtet, die in der Regel keine klinische Relevanz besitzen. Dies gilt besonders für die Gammaglutamyltranspeptidase (Gamma-GT), bei der eine Erhöhung in mehreren Studien in einer Häfigkeit bis zu 90 % bei Epileptikern nachgewiesen wurde (Bartels und Kleist, 1971 und 1975; Coltorti et al., 1973; Heipertz et al., 1978; Meyer-Wahl et al., 1984; Rosalki, 1971 und 1976, Siest et al., 1974, Whitfield et al., 1972). Bei unseren Patienten lag die Häufigkeit einer Gamma-GT-Erhöhung bei den Männern (>28 U/l) bei 64,5 % und bei den Frauen (>18 U/l) bei 67,9 %. Unsere Werte entsprechen weitgehend den von Meyer-Wahl et al. (1984) und Rosalki (1976) mitgeteilten. Im Vergleich zum Normalkollektiv lagen bei den von uns untersuchten Epileptikern die Gamma-GT-Werte erwartungsgemäß deutlich höher. Die bei beiden Geschlechtern bestehende positive Korrelation zwischen durchschnittlicher Tagesdosis sowie Gesamtmenge der Antiepileptika und Gamma-GT-Konzentration belegt die entscheidende Rolle der antiepileptischen Therapie für die Erhöhung dieses Enzyms. Die Therapiedauer hat dagegen nach unseren Befunden keinen nennenswerten Einfluß. Daß Phenytoin eine ganz besondere Bedeutung zukommt, zeigen unsere Befunde bei den monotherapierten Patienten, wo die mit Phenytoin behandelten eindeutig höhere Werte aufwiesen als die unter Carbamazepin und Valproat stehenden; dies deckt sich mit den Ergebnissen von Meyer-Wahl et al. (1982). Insgesamt stützen die Resultate unserer Untersuchung die Ansicht, wonach die Gammaglutamyltranspeptidase-Erhöhung bei den Epileptikern Folge der Enzyminduktion in der Leber sein könnte; daneben wurden auch mikrosomale Veränderungen oder ein vermehrter Abbau von gammaglutamyltranspeptidasehemmenden Substanzen in der Leber diskutiert (Richens, 1976). Eine direkte Beziehung zum Phenytoinspiegel im Serum bei Monotherapierten fand sich nicht, wohl aber eine positive Korrelation zwischen Phenobarbital-Serumkonzentration und Gammaglutamyltranspeptidase bei den mit Primidon behandelten Männern und Frauen. Bei den Männern war darüber hinaus auch der Primidonspiegel mit der Gammaglutamyltranspeptidase positiv korreliert, ein weiterer Hinweis auf die wichtige Bedeutung der Therapie mit enzyminduzierenden Substanzen für die Ausbildung der Gamma-GT-Erhöhung. Insgesamt können wir die Gamma-GT-Erhöhung als einen Indikator für die enzyminduzierende Wirksamkeit der Antiepileptika betrachten und haben daher auch eine Reihe anderer Laborwerte (Vitamin- und Lipidstatus) mit der Gammaglutamyltranspeptidase korreliert. Die Ergebnisse werden jeweils bei der Besprechung dieser Parameter diskutiert. Die Gammaglutamyltranspeptidase war bei Patienten mit Dupuytren'scher Kontraktur nicht höher als bei denen ohne diese Störung; dieser Befund steht im Gegensatz zu den Ergebnissen von Fröscher und Hoffmann (1983), die bei ihren Patienten mit Dupuytren'scher Kontraktur eine sehr hohe Inzidenz pathologischer Gammaglutamyltranspeptidasewerte (90 %) fanden.

Die alkalische Phosphatase ist bei Epileptikern nach der Gammaglutamyltranspeptidase am häufigsten erhöht, in der Literatur wird meist bei Jugendlichen eine deutlicher ausgeprägte Erhöhung als bei Erwachsenen angegeben mit einer Abnahme der Häufigkeit von etwa 25 % bei Patienten unter 20 bis zu 6% bei älteren Erwachsenen (Andreasen et al., 1973; Bartels et al., 1975; Liakakos et al., 1975; Shillen und Pierides, 1976; Thurmon et al., 1972). Zu bedenken ist, daß jugendliche Patienten physiologischerweise deutlich höhere Konzentrationen an alkalischer Phosphatase haben; Meyer-Wahl et al. (1982), die dies bei der Festlegung ihrer Normwerte berücksichtigten, kamen für die unter zwanzigjährigen auf einen Prozentsatz von 9,4%, bei den über zwanzigjährigen Patienten auf 24,4%. In unserem Kollektiv, das deutlich höhere Werte als die Kontrollpersonen der Heidelberg-Studie aufwies, lag die Häufigkeit erhöhter Werte ($\geq$170 U/l) mit 24,0% bei den Männern und 10,5% bei den Frauen niedriger. Direkte Beziehungen zu Gesamtmenge, Tagesdosis oder Dauer der Medikation fanden sich nicht. Bei den Monotherapierten lagen die Werte wiederum bei den mit Phenytoin Behandelten am höchsten, die mit Valproat Monotherapierten boten im Vergleich zu den mit enzyminduzierenden Antiepileptika Behandelten niedrigere Konzentrationen, ein Hinweis auf die Bedeutung der Enzyminduktion in der Leber für die Erhöhung der alkalischen Phosphatase. Während die Serumspiegel der enzyminduzierenden Antiepileptika keine Korrelationen mit der alkalischen Phosphatase aufwiesen, zeigte die Valproatkonzentration bei den Männern eine negative, bei den Frauen eine positive Beziehung zur alkalischen Phosphatase. Es ist unklar, welche Faktoren zu diesem differenten Ergebnis bei beiden Geschlechtern geführt haben, wegen der relativ kleinen Gruppengrößen bei Valproat-Monotherapie sollten diese Befunde an größeren Kollektiven überprüft werden. Von besonderem Interesse ist die Erhöhung der alkalischen Phosphatase in ihrer Beziehung zur Osteopathia antiepileptica. Erhöhungen der Knochenisoenzyme wurden bei Normalkonzentrationen der gesamten alkalischen Phosphatase mitgeteilt (Kruse et al., 1977; Rosalki, 1976; Shillen und Pierides, 1976). Die Isoenzyme wurden von uns nicht bestimmt, so daß wir keine Aussage über das mögliche Ausmaß der Erhöhung speziell dieser Fraktion machen können. Zwischen Gesamtkonzentration der alkalischen Phosphatase und den Knochendichtewerten fanden wir hochsignifikante negative Korrelationen bei den Männern unseres Kollektivs, deren Bedeutung für die Früherkennung der Osteopathia antiepileptica bereits im Abschnitt über diese Nebenwirkung diskutiert wurde.

Erhöhungen der Alaninaminotransferase (GPT) und der Aspartataminotransferase (GOT) unter antiepileptischer Behandlung sind deutlich seltener als bei den vorgenannten Enzymen. Die Häufigkeit einer GPT-Erhöhung liegt nach der Literatur um 13% (Bartels und Kleist, 1971 und 1974; Pojer et al., 1972; Rosalki, 1976), die einer GOT-Erhöhung wird noch erheblich niedriger angegeben (um 4%) (Bartels und Kleist, 1971 und 1974; Pojer et al., 1972; Rosalki, 1976). Höhere Raten einer GOT-Erhöhung wurden für Behandlungen mit Valproat beschrieben (Coulter et al., 1980; Willmore et al., 1978). In unserem Kollektiv fanden wir bei den männlichen Epileptikern eine Risikorate von 18,6% hinsichtlich einer GPT-Erhöhung ($>$22 U/l) und von 6,2% hinsichtlich einer GOT-Erhöhung ($>$18 U/l), bei den weiblichen Risikoraten von 15,1% für GPT ($>$17 U/l) und von 3,3% für GOT ($>$18 U/l). Insgesamt decken sich diese Werte mit denen in der Literatur recht gut, sie entsprechen fast genau den von Meyer-Wahl et al. (1984) gefundenen Risikoraten. Unterschiede zum Kontrollkollektiv fanden wir für GPT nur bei den Frauen, während die Männer nicht sicher differierten; bei den Männern der Heidelberg-Studie bestand eine positive Korrelation mit der zugeführten Alkoholmenge, die ja deutlich höher lag als bei unseren Epileptikern. In dieser Beeinflussung der GPT-Werte durch den Alkoholkonsum ist sicher der Grund für das Fehlen eines Unterschiedes zwischen den beiden Kollektiven zu sehen. Bei der GOT, die bei den Probanden der Heidelberg-Studie gleichfalls eine positive Beziehung zum Alkoholkonsum aufwies, war die Serumkonzentration im Mittel bei den männlichen Epileptikern sogar niedriger, ein Hinweis darauf, daß die Antiepileptika offenbar kaum einen Einfluß auf dieses Enzym haben. Entsprechend fanden sich auch keine Korrelationen zwischen der GOT und der Gesamtmenge sowie durchschnittlichen Tagesdosis an Antiepileptika und der Therapiedauer. Ebenso bestanden keine Korrelationen zwischen GOT und den Serumspiegeln der Antiepileptika bei Monotherapierten. Bei den Monotherapien war bemerkenswert, daß die Patienten unter Valproat höhere GOT-Werte als die unter Phenytoin, Carbamazepin und Primidon hatten, was die oben erwähnten Mitteilungen in der Literatur bestätigt. Bei der GPT bestanden bei beiden Geschlechtern als Hinweis auf die Beeinflussung durch die Medikation positive Korrelationen mit der durchschnittlichen Tagesdosis der Antiepileptika, bei den mit Primidon Monotherapierten korrelierte bei den Männern die Primidon-, bei den Frauen die Phenobarbital-Serumkonzentration positiv mit den GPT-Spiegeln. Hier war beim Vergleich der einzelnen Gruppen Monotherapierter bemerkenswert, daß die mit Carbamazepin behandelten Patienten im Mittel deutlich niedrigere Konzentrationen aufwiesen als die mit Phenytoin, Primidon und Valproat therapierten. Die in der Literatur (Fröscher und Hoffmann, 1984; Pojer et al., 1972) mitgeteilte erhöhte Inzidenz erhöhter GPT-, zum Teil auch erhöhter GOT-Werte (Fröscher und Hoffmann, 1984) bei Patienten mit Dupuytren'scher Kontraktur können wir bei unserem Patientenkollektiv nicht bestätigen.

4.4.2. Elektrolyte

Mitteilungen in der Literatur bezüglich einer Beeinflussung der Elektrolytkonzentrationen im Serum durch Antiepileptika existieren kaum (Schmidt, 1982). Lediglich Hyponatriämien durch Carbamazepin sind beschrieben (Henry et al., 1977, Rado, 1973), außerdem eine Beeinflussung der Calciumabsorption durch Antiepileptika (Kraft et al., 1973; Shafer und Nuttall, 1975). Beim Calcium fanden wir bei den Epileptikerinnen höhere Werte als bei den weiblichen Probanden der Heidelberg-Studie. Dieser Befund steht in scheinbarem Widerspruch zu den negativen Korrelationen, die zwischen Calcium und Gesamt- und Tagesdosis der Antiepileptika sowie Behandlungsdauer vorlagen. Es ist aber bei beiden Frauenkollektiven ein hoher Prozentsatz von erniedrigten Calciumwerten (<2,25 nmol/l) zu konstatieren: Über 40 % bei den Frauen der Heidelberg-Studie, 35 % bei den Epileptikerinnen. In beiden Kollektiven gibt es also offenbar Faktoren, die bei einer größeren Anzahl von Probanden die Calciumspiegel erniedrigen. Bei den Epileptikerinnen könnte dies nach unseren Befunden durchaus die Antiepileptika-Medikation sein, bei den Frauen der Heidelberg-Studie fanden sich signifikant niedrigere Werte unter Einnahme von oralen Antikonzeptiva (Arab et al., 1981). Bei den männlichen Epileptikern lagen die Calciumwerte im Mittel niedriger als bei den Probanden der Heidelberg-Studie, ohne daß diese Differenz statistisch signifikant war. Die Risikorate war mit 17 % bei den männlichen niedriger als bei den weiblichen Anfallskranken, aber auch die Männer boten eindeutige negative Korrelationen mit Gesamt- und Tagesdosis der Antiepileptika sowie Therapiedauer. Bei Betrachtung der Calciumwerte unter Monotherapie fiel auf, daß die mit Phenytoin Behandelten im Schnitt die niedrigsten Spiegel hatten; dieser Unterschied war aber im Kruskal-Wallis-Test nicht zu sichern. Bei keiner Gruppe der Monotherapierten waren Beziehungen zwischen Calcium und Antiepileptika-Konzentration im Serum nachweisbar. Mit den Knochendichtewerten korrelierte der Calciumserumspiegel bei beiden Geschlechter nicht, mit den 25-Hydroxycalciferol-Konzentrationen fanden sich unter Berücksichtigung der saisonalen Schwankungen des Vitamin D nur wenige sehr diskrete positive Korrelationen, die bei der Besprechung der Vitamine diskutiert werden sollen. Generell ist also der Wert der Calciumbestimmung als Suchmethode im Hinblick auf die Frage nach dem möglichen Vorliegen einer Osteopathie von zweifelhaftem Wert, sie kann aber im Einzelfall im Zusammenhang mit den anderen Parametern von Nutzen sein. Ein Zusammenhang zwischen Calciumkonzentration im Plasma und Gingivahyperplasie bestand in unserem Kollektiv nicht.

Das anorganische Phosphat lag bei den Frauen der Heidelberg-Studie, die das Risiko einer Erniedrigung in über 8 % zeigten, niedriger als bei den weiblichen Anfallskranken. Der Grund könnte hier wiederum die Einnahme oraler Antikonzeptiva sein, die in der Heidelberg-Studie eine hochsignifikante Erniedrigung der Konzentration an anorganischem Phosphat bedingten (Arab et al., 1982). Bei den Männern war dagegen kein Unterschied nachweisbar. Zusammenhänge mit der Medikation fanden sich in keiner Weise. Insgesamt scheint somit das anorganische Phosphat durch die Langzeiteinnahme von Antiepileptika nicht beeinflußt zu werden.

Die Chloridkonzentration im Serum war bei den Epileptikerinnen im Vergleich zu den Frauen der Heidelberg-Studie erniedrigt, wobei aber die Risikorate einer Erniedrigung (<97 mval/l) immer noch unter 5% lag. Diesem Befund widerspricht zunächst, daß bei den Epileptikerinnen positive Korrelationen zwischen der durchschnittlichen Tagesdosis enzyminduzierender Antiepileptika und dem Chloridspiegel bestanden. Da die Frauen der Heidelberg-Studie aber eine positive Beziehung zwischen Chlorid und Nikotin- sowie Alkoholzufuhr aufwiesen, könnte bei beiden Kollektiven eine leichte Erhöhung durch die Antiepileptika bzw. die erwähnten Genußmittel erfolgt sein. Der positiven Korrelation mit der durchschnittlichen Tagesdosis entspricht bei den mit Phenytoin monotherapierten Frauen die positive Beziehung zwischen Medikamentenspiegel im Serum und Chlorid. Insgesamt ist die Bedeutung dieser Befunde noch unklar; eine Überprüfung in weiteren Studien wäre notwendig. Die Männer zeigten keine Unterschiede zum Normalkollektiv und boten auch keine Beziehungen zu den medikamentösen Parametern.

Die Natriumkonzentration im Serum lag bei den weiblichen Anfallskranken höher als bei den Frauen der Heidelberg-Studie, wobei aber nur 2,8% der Epileptikerinnen erhöhte Natriumwerte >145 mmol/l aufwiesen. Bei den Männern bestand kein Unterschied. Korrelationen mit Gesamt- und Tagesdosis fanden sich bei beiden Geschlechtern nicht. Beim Vergleich der Patienten mit Monotherapie lagen die Werte unter Phenytoin geringfügig höher als unter Primidon, Valproat und Carbamazepin, ohne daß dies statistisch zu sichern gewesen wäre. Für Carbamazepin fand sich in keiner Weise eine besondere Erniedrigung. Interessant ist im Zusammenhang mit dem oben erwähnten Befund der Erhöhung bei Epileptikerinnen und der leicht höheren Spiegel unter Phenytoin-Monotherapie, daß die weiblichen Patienten unter Monotherapie mit Phenytoin eine recht deutliche positive Korrelation zwischen Phenytoinspiegel und Natrium zeigten. Die mit Primidon monotherapierten Männer wiesen eine entsprechende Beziehung zwischen Phenobarbital- und Natriumkonzentration auf. Die Wertigkeit dieser Befunde ist zunächst unklar; ob Zusammenhänge mit möglichen Verschiebungen der Elektrolyte zwischen Extra- und Intrazellulärraum durch die Antiepileptika (Na-K-Pumpe) bestehen, muß weiteren Untersuchungen überlassen bleiben. Von Interesse könnten in diesem Zusammenhang auch die bei Kalium erhobenen Befunde sein. Hier sahen wir für beide Geschlechter niedrigere Serumspiegel bei den Epileptikern mit Risikoraten einer Kaliumerniedrigung (<3,5 mmol/l) von 14,2% bei den Männern und 20,5% bei den Frauen. Diesem Befund scheint zunächst zu widersprechen, daß die Männer unseres Kollektivs positive Korrelationen zwischen Kaliumspiegel und Gesamt- und Tagesdosis der Antiepileptika sowie Therapiedauer aufwiesen. Hierbei muß aber bedacht werden, daß die Männer der Heidelberg-Studie positive Korrelationen zwischen Kalium und Alkohol- sowie

Nikotinzufuhr, die Frauen nur mit der Alkoholzufuhr aufwiesen. Ein durch diese Einflüsse bedingter Effekt im Kontrollkollektiv könnte eine mögliche kaliumerhöhende Potenz der Antiepileptika maskieren. Bei den monotherapierten Patienten fanden sich – statistisch nicht signifikante – niedrigere Mittelwerte bei Phenytoin und Carbamazepin, höhere bei Primidon. Interessant ist in diesem Zusammenhang, daß die mit Carbamazepin monotherapierten Männer eine negative Beziehung zwischen Carbamazepin-Spiegel und Kalium boten. Alles in allem ist die Bedeutung der in unserer Untersuchung gefundenen Zusammenhänge zwischen antiepileptischer Medikation und Kaliumkonzentration im Serum unklar, weitere Untersuchungen zu dieser Frage erscheinen durchaus von Interesse.

4.4.3. Harnstoff und Kreatinin

Über mögliche Beeinflussungen der Kreatinin- und Harnstoffkonzentrationen im Serum durch die Langzeittherapie mit Antiepileptika existieren in der Literatur keine gesicherten Erkenntnisse (Fröscher et al., 1980). Wir fanden niedrigere Spiegel bei unserem Epileptikerkollektiv im Vergleich zu den Probanden der Heidelberg-Studie, besonders deutlich ausgeprägt bei Kreatinin. Daß es sich hierbei wohl tatsächlich um einen Effekt der Antiepileptika handelt, zeigen die negativen Korrelationen, die bei den Männern zwischen Gesamtmenge sowie durchschnittlicher Tagesdosis der Antiepileptika und Kreatinin bestehen. Bei der Reduktion der Nierenwerte durch die Antiepileptika erscheint fraglich, ob es sich auch hier um den Ausdruck der enzyminduzierenden Aktivität einiger Medikamente handelt; bei den Monotherapierten bestanden nämlich keine signifikanten Unterschiede zwischen Valproat und den enzyminduzierenden Antiepileptika, wenn auch die mit Valproat Behandelten beim Kreatinin und Harnstoff jeweils den höchsten Mittelwert aufwiesen. Die Klärung der Frage, welche Mechanismen für die Erniedrigung der Nierenwerte unter Antiepileptika ursächlich sind, muß weiteren Untersuchungen überlassen bleiben.

4.4.4. Harnsäure

Untersuchungen über einen möglichen Einfluß von Antiepileptika auf die Harnsäurekonzentration im Serum liegen unseres Wissens nicht vor. In ihrer Zusammenstellung von Komplikationen bei Therapie mit Antiepileptika weisen Meinardi und Stoel (1976) lediglich auf die Möglichkeit einer Hyperurikämie unter Carbamazepin hin. Wir fanden bei männlichen und weiblichen Anfallskranken jeweils deutlich niedrigere Harnsäurekonzentrationen als bei den Kontrollpersonen. Im Gegensatz zu den Probanden der Heidelberg-Studie lagen erhöhte Harnsäurekonzentrationen bei den Epileptikern nur in einem sehr geringen Prozentsatz von unter 5 % vor. Daß die von uns beobachtete Erniedrigung der Harnsäure wohl tatsächlich durch die Antiepileptika-Einnahme bedingt ist, belegen die Verknüpfungen zwischen Harnsäurekonzentration und Medikamentendaten. So fanden wir bei den Männern eine negative Korrelation mit insgesamt zugeführter Medikamentenmenge sowie Therapiedauer. Bei den Monotherapierten fiel eine deutliche Reduktion der Harnsäurekonzentration bei den mit enzyminduzierenden Antiepileptika (Phenytoin, Primidon, Carbamazepin) im Vergleich zu den mit Valproat behandelten Patienten auf. Den stärksten harnsäuresenkenden Effekt hatte dabei Carbamazepin. Zusammenfassend können wir postulieren, daß die Erniedrigung der Harnsäurekonzentration Folge der enzyminduktorischen Wirkung von Antiepileptika im Sinne einer Stoffwechselsteigerung mit erhöhter Proteinsynthese sein könnte, wobei die genauen Mechanismen unklar sind. Möglicherweise ergeben sich aus der harnsäuresenkenden Potenz von Antiepileptika interessante Konsequenzen für die Therapie von Hyperurikämien, so daß es sehr lohnend erscheint, diesem Befund weiter nachzugehen.

4.4.5. Bilirubin

Aus der Literatur ist bekannt, daß Phenobarbital eine Verminderung des Bilirubins im Serum bewirkt, die therapeutisch vor allem bei Hyperbilirubinämien im Kindesalter Anwendung findet (Black und Sherlock, 1970; Ohkubo et al., 1981; Scott et al., 1979; Thompson et al., 1969; Yeung et al., 1971). Als Ursache wird eine vermehrte Konjugation des Bilirubins im Rahmen der hepatischen Enzyminduktion angenommen. Wir fanden in unserem Epileptikerkollektiv die erwähnten Befunde eindrucksvoll bestätigt. Bei männlichen und weiblichen Anfallskranken lagen die Bilirubinspiegel deutlich unter denen des Kontrollkollektivs; zudem zeigten sie bei beiden Geschlechtern negative Korrelationen mit der Gesamt- und Tagesdosis der eingenommenen Antiepileptika. Bei den monotherapierten Patienten wiesen die mit den enzyminduzierenden Medikamenten (Phenytoin, Primidon und Carbamazepin) behandelten eindeutig niedrigere Bilirubinspiegel auf als die mit Valproat behandelten. Unklar bleibt die Bedeutung der allerdings nur schwachen Korrelation zwischen Carbamazepin- und Bilirubinkonzentrationen bei den monotherapierten Männern, ein Befund, der an größeren Kollektiven überprüft werden müßte. Ob eine erhöhte biliäre Exkretion des Bilirubins möglicherweise Ursache der bei Epileptikern gehäuft gefundenen Gallensteine ist (Ziegler, 1970), sollte in weiteren Untersuchungen abgeklärt werden.

4.4.6. Eisen

Die Eisenwerte im Serum waren bei den Epileptikern beiderlei Geschlechts
niedriger als bei den Probanden der Heidelberg-Studie. Da sich keine Beziehungen zu medikamentösen Daten aufdecken ließen, erscheint es denkbar,
daß die höheren Werte in der Heidelberg-Studie durch die positive Beziehung zur Alkoholzufuhr bei Männern und Frauen und zur Einnahme von
Ovulationshemmern bei den Frauen bedingt sind. Die Antiepileptika scheinen dagegen nach unseren Ergebnissen keinen Einfluß auf den Eisenspiegel
zu haben.

4.4.7. Lipide

Durch Langzeiteinnahme von Antiepileptika bedingte Erhöhungen von Se-
rumlipiden wurden mehrfach beschrieben (Livingston, 1976; Luoma et al.,
1979; Mertz, 1979; Pelkonen et al., 1975; Reunanen und Sotaniemi, 1977).
Speziell für Phenytoin und Barbiturate wurden Erhöhungen der Choleste-
rol- und Triglyceridkonzentrationen mitgeteilt, wobei als mögliche Ursache
die Induktion hepatischer Enzyme (Reunanen und Sotaniemi, 1977) oder
eine Beeinflussung des Metabolismus der Gallensäuren (Miller und Nestel,
1973) postuliert wurden. Ausgehend von diesen Befunden vermuteten
einige Autoren ein höheres Risiko kardiovaskulärer Erkrankungen bei langzeitbehandelten Epileptikern (Pelkonen et al., 1975; Reunanen und Sotaniemi, 1977). Andererseits fanden Linden (1975) und Livingston (1976) eine
niedrige Inzidenz von Herzinfarkten bei großen Epileptikerkollektiven. Bei
einer kleinen Zahl antiepileptisch Behandelter beschrieben Luoma et al.
(1980) und Nikkilä et al. (1978) erhöhte HDL-Cholesterol-Werte im Serum,
womit die erwähnten Befunde erklärt werden könnten. Bei unserem Kollektiv lagen die Serumwerte für Gesamtcholesterol höher als bei gleichaltrigen
Normalpersonen, wobei der Unterschied sich aber nur bei den Frauen statistisch sichern ließ. Die gleiche Tendenz fand sich beim LDL-Cholesterol,
allerdings für beide Geschlechter ohne statistische Signifikanz. Beim HDL-
Cholesterol boten die anfallskranken Frauen leicht höhere Werte; überraschenderweise fanden sich für die HDL-Cholesterol-Fraktion bei den männlichen Epileptikern im Mittel aber deutlich niedrige Werte als bei den Kontrollpersonen. Wir können an unserem Kollektiv somit die oben erwähnten
Befunde von Nikkilä et al. (1978) bei Männern nicht bestätigen, wohl aber
die von Luoma et al. (1980) bei Frauen gefunden. Nach unseren Ergebnissen
ist für die höheren Gesamtcholesterolwerte bei den männlichen Epileptikern eine Anhebung der LDL- und VLDL-Fraktionen und nicht des HDL-
Cholesterols verantwortlich zu machen. Während die Triglyceride und Phospholipide zwischen Epileptikern und Kontrollpersonen nicht sicher diffe-

92

rierten, fanden sich bei den Apolipoproteinen Unterschiede: Erhöhungen bei den Epileptikern für Apolipoprotein B, Apolipoprotein A_1 (bei den Frauen) und Apolipoprotein A_2 (bei den Männern) und eine Erniedrigung für Apolipoprotein A_2 bei den weiblichen Anfallskranken. Die Verminderung des Apolipoproteins A_2 bei den Frauen läßt sich nach unseren Resultaten auf die Antiepileptikamedikation zurückführen: fanden sich doch negative Korrelationen zu Gesamtdosis und täglicher Durchschnittsdosis der Antiepileptika. Bei den monotherapierten Patienten lagen die Apolipoprotein-A_2-Konzentrationen bei den mit Phenytoin, Primidon und Carbamazepin therapierten Patienten deutlich niedriger als bei den mit Valproat behandelten, so daß ein spezieller Einfluß der antiepileptikabedingten Enzyminduktion auf die Apolipoprotein-A_2-Konzentrationen zu vermuten ist. Dies bestätigt sich auch für die mit Primidon monotherapierten Patienten beiderlei Geschlechts, die jeweils deutliche negative Korrelationen zwischen Phenobarbital-Serumspiegel und der Apolipoprotein-A_2-Fraktion aufwiesen. Warum die männlichen Epileptiker nicht gleichfalls niedrigere Apolipoprotein-A_2-Spiegel im Vergleich zu den Kontrollpersonen zeigten, ist unklar; hier könnten bei den Normalpersonen andere Faktoren wie die enzyminduzierende Wirkung des Alkohols bedingen, daß die Apolipoprotein-A_2-erniedrigenden Einflüsse der Antiepileptika bei den Anfallskranken maskiert werden. Die Konstellation mit gleichzeitig erhöhten Apolipoprotein-A_1-Spiegeln bei den epileptischen Frauen weist auf erhöhte Konzentrationen der HDL$_2$-Subklasse hin, wobei die Bedeutung dieses Befundes im Hinblick auf das Risiko einer Koronarerkrankung noch nicht geklärt ist (Heuck et al., 1984); daß diese Apolipoprotein-A_1-Erhöhung bei den weiblichen Epileptikern wahrscheinlich durch die Antikonvulsiva bedingt ist, belegen die positiven Korrelationen zwischen Apolipoprotein-B-Spiegeln und Therapiedauer bei den männlichen Anfallskranken, bei denen ja im übrigen auch die mit Primidon monotherapierten eine entsprechende negative Korrelation zwischen Phenobarbital-Serumkonzentration und Apolipoprotein B aufwiesen. Bei den Phospholipiden, die im Mittel bei den Epileptikern leicht höher lagen, boten die mit Carbamazepin montherapierten Männer eine positive Beziehung mit dem Medikamentenspiegel, ein Befund, dem in weiteren Untersuchungen nachgegangen werden sollte. Generell fanden wir somit eine Reihe von Beziehungen zwischen Lipidstatus und Antiepileptika, deren Bedeutung teilweise noch recht unklar ist. Prinzipiell können wir zunächst aus unseren Befunden kein erniedrigtes Risiko langzeittherapierter Epileptiker hinsichtlich kardiovaskulärer Erkrankungen ableiten: Zum einen fanden sich keine erhöhten HDL-Cholesterol-Werte bei den Epileptikern, zum anderen wiesen diese höhere Konzentrationen an Apolipoprotein B auf, das eine Rolle für die Ablagerung von Lipiden in den Wänden der Blutgefäße spielt (Fischer-Dzoga et al., 1976). Diese Folgerung wird durch die epidemiologische Studie von Hauser et al. (1980) bestätigt, die bei Epi-

leptikern keine erniedrigten Mortalitätsraten hinsichtlich kardiovaskulärer
Erkrankungen fanden. Die Beziehungen zwischen neurographischen Parametern und den Lipiden, die wir bei unserem Kollektiv sahen, wurden
bereits im Kapitel über die antiepileptisch bedingte Polyneuropathie diskutiert. Die mannigfachen Verbindungen zwischen Lipid- und Vitaminstatus,
die wir aufdecken konnten und bei denen neben den Beziehungen zwischen
fettlöslichen Vitaminen und Lipiden vor allem die zwischen Vitamin B_6 und
Fetten von hohem Interesse erscheint, werden bei der Diskussion der einzelnen Vitamine besprochen. Martin et al. (1975) berichteten über eine Beziehung zwischen Triglyceriden und Gammaglutamyltranspeptidase, wobei
angenommen wird, daß hierfür die Induktion hepatischer Enzyme in der
Leber, die für die Synthese von Triglyceriden verantwortlich sind, die Ursache ist. Wir fanden entsprechende Korrelationen bei beiden Geschlechtern
nicht nur für die Triglyceride, sondern auch für die Phospholipide und das
Apolipoprotein A_1, bei den Männern zusätzlich für Gesamtcholesterol,
LDL-Cholesterol und Apolipoprotein B, bei den Frauen für Apolipoprotein
A_2. Es erscheint lohnend, diesen Zusammenhängen bei Normalkollektiven
nachzugehen.

4.4.8. Immunglobuline

1971 berichteten Sorrell et al. erstmals über ein IgA-Defizienz bei antikon-
vulsiv behandelten Epileptikern. In der Folge wurde dieser Befund von
mehreren Untersuchern bestätigt (Aarli und Tönder, 1975; Grob und
Herold, 1972; Seager et al., 1975; Slavin et al., 1974; Smith et., 1979), die
sämtlich bei mit Phenytoin behandelten Patienten eine Abnahme des IgA in
einer Häufigkeit bis 25 % sahen. Bei einigen Epileptikern fand Aarli (1980)
aber auch einen Anstieg des IgA unter Phenytoin. Unklar ist die Wirkung
der anderen Antiepileptika auf IgA. Während Strandjord et al. (1980) unter
Carbamazepin eine IgA-Erhöhung beschrieben, teilten Sorrell und Forbes
(1975) eher niedrigere IgA-Spiegel bei Einnahme dieses Antikonvulsivums
mit. Für IgG wurde meist ein Anstieg unter Antiepileptika gesehen
(Schmidt, 1982; Slavin et al., 1974; Stögmann und Müller, 1974; Vesin et al.
1976; Weitbrecht et al. 1984), von anderen Autoren aber auch eine Erniedrigung (Andersen und Mosekilde, 1977). Auch für IgM sind die Mitteilungen
in der Literatur kontrovers: Teils wurden erhöhte Konzentrationen unter
Antiepileptika beschrieben (Andersen und Mosekilde, 1977; Slavin et al.,
1974; Weitbrecht et al., 1984), in der Mehrzahl jedoch erniedrigte oder normale (Aarli, 1976a, b, c; Fontana et al., 1976; van Rotselaar und Boerma,
1968, Seager et al., 1975; Sorrell und Forbes, 1975; Yabuki und Nakaya,
1976). In unserer Studie sahen wir eindeutige Unterschiede zwischen den
behandelten Anfallskranken und dem Kontrollkollektiv nur beim männli-

chen Geschlecht; dabei konnte die Tendenz zu einer Erniedrigung des IgA bei den Epileptikern im Wilcoxon-Test nicht gesichert werden, wohl aber die Erhöhung des IgG und die Erniedrigung des IgM. Diese Befunde entsprechen also der Mehrzahl der oben aufgeführten kontroversen Literaturmitteilungen. Festzuhalten ist, daß in unserem Kollektiv kein einziger Patient eine echte IgA-Defizienz mit einem Wert <5 mg/dl aufwies, während in der Literatur bei wesentlich kleineren Kollektiven Werte von 2–12 % für eine IgA-Defizienz beschrieben sind (Aarli, 1976a; Fontana et al., 1976; Grob und Herold, 1972; Yabuki und Nakaya, 1976). Überraschenderweise zeigten die Frauen unseres Kollektivs für IgA und IgG jeweils sehr deutlich positive Korrelationen mit Gesamt- und Tagesdosis der Antiepileptika sowie mit der Therapiedauer, für IgM schwächere positive Korrelationen mit Tages- und Gesamtdosis. Diese Beziehungen lassen sich zumindest für IgA und IgG dadurch erklären, daß es offenbar zu Beginn der Therapie zu einem deutlichen Abfall dieser Immunglobuline kommt, wie der Vergleich der Werte für die bis zu 2 Jahren und die über 10 Jahre Behandelten bei beiden Geschlechtern zeigt. Auf den Befund eines Anstiegs von IgA nach 2 Jahren Behandlungsdauer hatten 1981 Gilhus und Aarli hingewiesen, und es scheint so, als könnte hier der Schlüssel zur Erklärung der in der Literatur mitgeteilten kontroversen Befunde liegen. Für IgM sahen wir keine einheitliche Tendenz bei Männern und Frauen: Die bis zu 2 Jahren behandelten Männer wiesen höhere, die Frauen niedrigere IgM-Werte auf. Weitere Untersuchungen zu diesem Komplex erscheinen von Interesse. Offen ist die Frage, ob eine IgA-Defizienz ausschließlich oder vor allem bei Patienten mit idiopathischer generalisierter Epilepsie und nicht bei symptomatischer auftritt, wie es Fontana et al. (1976a) und Weitbrecht et al. (1984) vermuteten. Die Ergebnisse von Aarli (1976) sowie Tartara et al. (1981) konnten dies nicht bestätigen, und auch unsere Resultate, wonach die Patienten mit idiopathischer und symptomatischer Epilepsie sich in ihren Immunglobulinwerten nicht unterschieden, sprechen gegen diese Hypothese. Hinsichtlich des Einflusses der einzelnen Antiepileptika sahen wir beim IgA zwar unter Phenytoin und Carbamazepin niedrigere Konzentrationen als unter Valproat und Primidon, diese Unterschiede ließen sich aber statistisch nicht sichern. Festzuhalten bleibt jedenfalls, daß sich in unserem Kollektiv die mit Phenytoin und Carbamazepin therapierten Patienten nicht unterschieden. Beim IgG dagegen sahen wir einen eindeutigen Unterschied zwischen den mit Valproat und den mit Phenytoin, Primidon oder Carbamazepin behandelten, wobei die mit Valproat therapierten höhere Konzentrationen zeigten; diesem Befund, der unseres Wissens in der Literatur bisher nicht mitgeteilt wurde, sollte sicherlich weiter nachgegangen werden. Die Vermutung, daß Patienten mit niedrigen IgA-Spiegeln eine vermehrte Neigung zur Gingivahyperplasie haben (Aarli, 1976c), können wir nicht bestätigen; die Frauen mit Gingivahyperplasie lagen mit ihren IgA-Konzentrationen sogar deutlich über denen ohne

Zahnfleischwucherungen; dies könnte wiederum auf die anfängliche Reduktion mit nachfolgendem Anstieg des Immunglobulins zurückzuführen sein – sind doch die Patienten mit Gingivahyperplasie im Mittel eindeutig länger behandelt als die ohne. Beziehungen zwischen Immunglobulinkonzentrationen und Leukozyten-, insbesondere auch Lymphozytenwerten, also zwischen dem humoralen und zellulären Immunsystem, fanden wir nicht. Interessante Beziehungen bestanden dagegen zu einigen Vitaminen, insbesondere zu Biotin und Vitamin B_6; diese Befunde werden bei der Besprechung der einzelnen Vitamine diskutiert.

4.4.9. Hämatologische Werte

Aplastische Anämien und Agranulozytosen sind Hypersensivitätsreaktionen, die in seltenen Fällen zu Beginn einer antiepileptischen Therapie auftreten können (Reynolds, 1983). Unter Langzeitmedikation ist die Manifestation megaloblastärer Anämien bekannt, die nach übereinstimmender Ansicht durch den antiepileptikabedingten Folatmangel verursacht sein sollen (Reynolds, 1983) und zu jedem Zeitpunkt einer Therapie mit Antiepileptika auftreten können. Eine Makrozytose bei nicht anämischen behandelten Epileptikern wurde unterschiedlich häufig (0–53 %) beobachtet (Child et al., 1968; Gordon, 1968; Hawkins und Meynell, 1958; Ibbotson et al., 1967; Jensen und Olesen (1969), Klipstein, 1964, Malpas et al., 1966; Miller, 1968; Reynolds et al., 1966, Taguchi, 1971). Wir fanden beim MCV lediglich bei den Männern einen signifikant höheren Wert als bei den Kontrollpersonen der Heidelberg-Studie. Sowohl bei den männlichen als auch bei den weiblichen Anfallskranken korrelierte MCV aber positiv mit der durchschnittlichen Tagesdosis und der Gesamtmenge der eingenommenen Antiepileptika. Da bei den Probanden der Heidelberg-Studie positive Korrelationen zur Alkoholzufuhr bestanden, erscheint es denkbar, daß die Manifestation einer Differenz des MCV bei den Frauen durch die unterschiedliche Menge der Alkoholzufuhr bei Epileptikerinnen und Kontrollpersonen verhindert wurde. Setzt man den oberen Grenzwert für MCV bei 101 fl an, ergeben sich allerdings sehr niedrige Risikoraten in unserem Kollektiv von 0,9 % bei den Männern und 1,7 % bei den Frauen. Unterschiede im MCV zwischen den Monotherapierten konnten wir nicht aufdecken. Dagegen gab die positive Korrelation zwischen MCV und Phenobarbitalspiegel im Serum bei den mit Primidon monotherapierten Epileptikerinnen einen weiteren Hinweis auf einen Zusammenhang zwischen Makrozytose und Antiepileptika-Therapie. Daß die Tendenz zur Makrozytose bei unserem Kollektiv nicht mit einer Anämie einherging, belegen die Ergebnisse der Hämoglobinbestimmung, wo die weiblichen Anfallskranken sogar einen höheren Wert aufwiesen als die Kontrollpersonen und die Männer keinen Unterschied boten. Auch hier

lagen die Risikoraten bei den Epileptikern niedrig (6,2 % bei den Männern
[Hb <14 g/dl], 3,4 % bei den Frauen [<12 g/dl]). Erwähnt werden muß aber,
daß die Epileptikerinnen trotzdem eine negative Korrelation zwischen der
Therapiedauer sowie der Gesamtmenge an eingenommenen Antiepileptika
einerseits und dem Hämoglobinwert andererseits aufwiesen, so daß offenbar mit zunehmender Länge der Therapie eine Hämoglobinverminderung
eintritt, die von der durchschnittlichen Tagesdosis unabhängig zu sein
scheint. Weiterhin zeigten die mit Carbamazepin monotherapierten Patienten niedrigere Hämoglobinwerte als die mit Phenytoin behandelten. Während die Erythrozytenzahl im Blut bei den epileptischen Männern niedriger
lag als beim Kontrollkollektiv mit einer Risikorate (<4,6 Mill./mm^3) von
10 %, unterschieden sich die Werte bei den Frauen nicht. Die Risikorate
einer Erythrozytenerniedrigung (<4,5 Mill./mm^3) lag bei den Epileptikerinnen mit 58,8 % wie beim Kontrollkollektiv, das eine negative Beziehung zwischen Erythrozytenzahl und Alkoholkonsum aufwies. Daß die antiepileptische Medikation zumindest ein Faktor beim Zustandekommen dieses hohen
Risikos sein könnte, belegen die negativen Korrelationen zwischen Erythrozytenzahl und Gesamtmenge der Antiepileptika sowie Therapiedauer.
Unterschiede zwischen den Patienten unter Monotherapie waren bei den
Erythrozytenzahlen nicht zu konstatieren, ebenso keine Beziehungen zu
Medikamentenspiegeln. Entsprechend den beschriebenen Ausgangswerten
lag MCH bei den Epileptikern höher als beim Kontrollkollektiv, MCHC bei
den Männern niedriger, bei den Frauen leicht höher. Ein möglicher Medika-
menteneinfluß zeigte sich hier wiederum bei den Männern mit negativer
Korrelation zwischen MCHC und durchschnittlicher Tages- sowie Gesamtdosis der eingenommenen Antiepileptika. Insgesamt scheint die antiepileptische Langzeitmedikation einen Einfluß auf das rote Blutbild mit einer Tendenz zu Makrozytose und eventuell auch Verminderung der Erythrozytenzahl zu besitzen, wobei aber im Vergleich zum Normalkollektiv keine niedrigen Hämoglobinwerte zu beobachten sind. Bei Überprüfung der Beziehungen zwischen Blutbild und Vitaminstatus fanden wir erstaunlicherweise
keine Korrelationen mit Folat, sondern mit anderen Vitaminen, wobei vor
allem Vitamin C und Riboflavin auffielen. Diese Befunde werden bei der
Besprechung der Vitamine diskutiert.

Während Agranulozytosen zu Beginn einer Behandlung als Symptom
einer Hypersensitivität für Phenytoin (Sparberg, 1963; Tsan et al., 1976),
Carbamazepin (Pisciotta, 1975), Phenobarbital (Hardler, 1940) sowie weitere Antikonvulsiva wie Trimethadion, Mesantoin und Ethosuximid
beschrieben sind, ist unklar, inwieweit eine chronische Therapie mit Antiepileptika zu Veränderungen der Leukozytenzahl führen kann (Schmidt, 1982).
Hinweise auf eine manifeste Leukopenie (<3000/mm^3) fanden wir jedenfalls
nur bei einer Frau unseres Kollektivs. Generell waren aber im Vergleich zu
der Kontrollpopulation der Heidelberg-Studie niedrigere Leukozytenzahlen

bei den Epileptikern zu konstatieren. Daß es sich hierbei wohl um einen Einfluß der antiepileptischen Medikation handelt, zeigen die negativen Korrelationen zwischen Leukozytenzahl und eingenommenen Antiepileptika sowie Therapiedauer bei den weiblichen Anfallskranken. Auch die negative Beziehung zwischen Phenobarbitalspiegel und Leukozytenwerten bei den mit Primidon monotherapierten Patienten sprechen für einen solchen Zusammenhang. Prinzipiell fielen bei den Monotherapierten niedrigere Leukozytenzahlen bei den mit Carbamazepin behandelten im Vergleich zu den unter Phenytoin stehenden Patienten auf. Ein Differentialblutbild wurde bei den Probanden der Heidelberg-Studie nicht angefertigt, so daß wir hier keine Vergleiche ziehen können. Zwischen den Absolutwerten der einzelnen Leukozytenformen und den Medikamentenparametern fanden sich aber einige bemerkenswerte Beziehungen. So wiesen die Lymphozyten und die Stabkernigen bei den Männern eine negative Beziehung zur Therapiedauer, die Eosinophilen dagegen eine positive zu Gesamtmenge und Tagesdosis der Antiepileptika auf. Bei den Frauen korrelierten Monozyten und Stabkernige negativ mit der Tagesdosis, die Stabkernigen zusätzlich mit der Gesamtmenge enzyminduzierender Antiepileptika. Diese Befunde sind interessant unter dem Aspekt, daß einerseits Einflüsse der Antiepileptika auf das Immunsystem beschrieben sind, andererseits bei einigen Medikamenten wie Phenytoin, Mesantoin und Trimethadion Eosinophilie, letztere allerdings nur als Ausdruck einer Hypersensitivitätsreaktion (Haruda, 1979). Hinsichtlich des Einflusses der einzelnen Antiepileptika auf die Lymphozytenzahl fiel auf, daß die Werte unter Carbamazepin, Primidon, diskret auch unter Phenytoin, niedriger lagen als unter Valproat; ähnliche Unterschiede fanden sich interessanterweise auch für Immunglobulin G. Eine direkte Beziehung zwischen humoralen und zellulären Immunantworten fanden wir bei unserem Kollektiv aber nicht (s. Diskussion der Immunglobuline). In der Literatur ist die Diskussion hinsichtlich einer Erniedrigung der Lymphozytenwerte unter Phenytoin kontrovers (Brandt und Nilsson, 1976; Mac Kinney und Booker, 1972; Seager, 1976); für Carbamazepin wurden niedrigere Lymphozytenwerte mitgeteilt (Sorrell und Forbes, 1975). Insgesamt geben unsere Resultate Hinweise auf eine Beeinflussung der zellulären Immunantwort durch die antiepileptische Langzeittherapie in Form einer Lymphozytenerniedrigung unter Phenytoin, Barbituraten und Carbamazepin.

Die Thrombozytenzahl wurde in der Heidelberg-Studie nicht bestimmt, so daß kein Vergleich durchgeführt werden konnte. Eine Thrombopenie <50 000/ul fanden wir bei einem Mann, Werte unter 100 000/ul bei 2 weiteren Männern sowie 3 Frauen, wobei alle diese Patienten unter Kombinationstherapien mit verschiedenen Antiepileptika standen. Beziehungen zur Gesamtdosis, Tagesdosis und Therapiedauer fanden wir nicht. Wesentlich erscheint, daß bei den monotherapierten Patienten keine niedrigeren Werte bei den mit Valproat behandelten feststellbar waren. Insgesamt können wir an diesem langzeitbehandelten Erwachsenenkollektiv eine spezielle Beeinflussung der Thrombozytenwerte durch Valproat, wie sie von Neophytides et al. (1979) und von Voss et al. (1978) beschrieben wurden, nicht bestätigen, wie ja auch eigene frühere Untersuchungen (Krause, 1977) sowie die von Bartels et al. (1976) keine pathologische Thrombozytenerniedrigung bei valproattherapierten Patienten ergeben hatten.

Der Hämatokrit lag bei den männlichen Anfallskranken leicht höher als bei den Probanden der Heidelberg-Studie, bei den Frauen unterschieden sich die Werte zwischen Epileptikerinnen und Kontrollkollektiv nicht. Ob die negative Beziehung zur Therapiedauer bei den Frauen sowie die positive Korrelation zwischen Hämatokrit und Phenobarbitalspiegel bei den mit Primidon monotherapierten weiblichen Anfallskranken Hinweise auf einen Zusammenhang mit der Antiepileptikamedikation sind, muß in weiteren Untersuchungen abgeklärt werden. Interessant ist, daß bei den Monotherapierten die mit Carbamazepin Behandelten niedrigere Werte aufwiesen als die mit Phenytoin Behandelten; dies ist möglicherweise Ausdruck der bei Carbamazepin beschriebenen Neigung zu Wasserintoxikation.

Der 1-h-Wert der Blutkörperchensenkungsgeschwindigkeit war bei männlichen und weiblichen Epileptikern im Vergleich zum Kollektiv der Heidelberg-Studie erniedrigt. Da sich bei den Epileptikerinnen positive Korrelationen mit Gesamtmenge der Antiepileptika, durchschnittlicher Tagesdosis der enzyminduzierenden Antiepileptika sowie Therapiedauer fanden, bei den mit Primidon monotherapierten Männern andererseits negative Beziehungen zum Phenobarbitalspiegel, bleiben Wertigkeit und Deutung dieses Befundes offen.

4.4.10. Vitamine

Aus der Literatur ist eine gesicherte oder vermutete Beziehung zwischen der Langzeiteinnahme von Antiepileptika und dem Vitaminstatus nur für die Vitamine B_6, D, E, K sowie Folat beschrieben; bei unserer Studie, in der eine Reihe bisher in diesem Zusammenhang nicht überprüfter Vitamine untersucht wurden, fanden sich Hinweise auf mögliche Einflüsse auch für weitere Vitamine. Prinzipiell besteht natürlich die Möglichkeit, daß eine Vitaminerniedrigung Ausdruck der Grunderkrankung selbst ist; allerdings wurde sogar bei den pyridoxinabhängigen Anfällen des Kindesalters keine Vitamin-B_6-Defizienz in den Erythrozyten gefunden (Scriver und Whelan, 1969); bei Mangel an biotinabhängigen Carboxylasen sind Anfälle beschrieben, so daß es denkbar wäre, daß die Biotinerniedrigung bei den Epileptikern primär vorliegt und damit nichts mit der Medikation zu tun hätte. In diesem Falle wären natürlich niedrige Spiegel vor allem bei der idiopathischen Epilepsie zu erwarten, für die keine äußere Ursache faßbar ist. Wären die Unterschiede dagegen durch die Medikation bedingt, sollten die Werte beim Vergleich der Epilepsiearten gleich sein oder bei den Patienten mit symptomatischer Epilepsie eher niedriger, da diese im Mittel höhere Tagesdosen an Antiepileptika einnehmen. Bei unserem Kollektiv war das einzige Vitamin, dessen Werte für beide Geschlechter beim Vergleich zwischen idiopathischer und symptomatischer Epilepsie bei ersterer niedriger lagen, Pyridoxal-5-phosphat, wobei sich dieser Unterschied statistisch aber nicht sichern ließ. Immerhin sollte danach im Einzelfall vor allem bei schwer einstellbaren idiopathischen Epilepsien der Vitamin-B_6-Status bestimmt und gegebenenfalls ein therapeutischer Versuch mit Vitamin B_6 unternommen werden. Alle anderen Vitamine wiesen entweder bei beiden Geschlechtern bessere Werte in der Gruppe der idiopathischen Epilepsien auf oder zeigten kein einheitliches Bild. Statistisch sichern ließ sich lediglich ein schlechterer Riboflavinstatus bei den männlichen Patienten mit symptomatischer Epilepsie. Insgesamt können wir folgern, daß das epileptische Grundleiden bei den von uns untersuchten erwachsenen Anfallskranken keinen kausalen Zusammenhang mit dem Vitaminstatus erkennen ließ und daß den Auffälligkeiten im Vitaminstoffwechsel somit in erster Linie ein Einfluß der antiepileptischen Medikation zugrunde liegen dürfte. Im folgenden sollen zunächst die wasserlöslichen Vitamine, bei denen sich generell besonders viele Auffälligkeiten zeigten, besprochen werden, anschließend die fettlöslichen.

4.4.10.1. Vitamin B_1

In der Literatur sind keine durch Antiepileptika hervorgerufenen Störungen im Stoffwechsel des Thiamins beschrieben. Entsprechend fanden sich zunächst auch zwischen den von uns untersuchten Anfallskranken und den Normalpersonen der Heidelberg-Studie keine nennenswerten Unterschiede beim Quotienten α_{ETK}. Nimmt man eine hohe Risikorate einer Vitamin-B_1-Defizienz bei Werten >1,25 und eine mäßige bei Werten von 1,16 bis 1,25 an, wiesen übereinstimmend etwa 25 % der Probanden beider Kollektive ein mäßiges oder hohes Risiko auf. Welche Faktoren in der Normalbevölkerung für diese erstaunlich hohe Risikorate verantwortlich sind, ist unklar. Bei den Probanden der Heidelberg-Studie stieg das Risiko mit dem Ausmaß des Rauchens und bei den Männern mit der täglichen Alkoholzufuhr (Arab et al., 1982); wie zu Beginn der Diskussion ausgeführt, lagen aber sowohl Nikotin- als auch Alkoholkonsum bei den von uns untersuchten Anfallskranken sehr deutlich unter dem der Normalpersonen der Heidelberg-Studie. Die Ergebnisse unserer Untersuchung weisen darauf hin, daß möglicherweise doch ein Zusammenhang zwischen Vitamin-B_1-Status und Antiepileptika-Einnahme besteht. Erstes Indiz hierfür ist die – wenn auch schwache –

positive Beziehung zwischen durchschnittlicher Antiepileptikadosis und α_{ETK} bei beiden Geschlechtern; bei den Männern korrelierte zusätzlich ETK_0 negativ mit der täglichen Medikamentendosis, noch deutlicher wurde diese Beziehung bei der Betrachtung der Tagesdosis der enzyminduzierenden Antiepileptika allein. Dieser Befund leitet über zum zweiten Indiz, nämlich den Unterschieden bei den monotherapierten Patienten: Hier zeigte sich vor allem bei ETK_0 eine deutliche Differenz zwischen den mit enzyminduzierenden Antiepileptika behandelten Anfallskranken und den mit Valproat behandelten, wobei die letzteren erheblich bessere Werte aufwiesen. Entsprechende Unterschiede fanden sich auch beim Vergleich der α_{ETK}-Werte für die vier Gruppen mit Monotherapie. Kein einziger der mit Valproat behandelten Patienten wies ein hohes Risiko einer Vitamin-B_1-Defizienz ($\alpha_{ETK}>1{,}25$) auf. Wir können aus diesem Befund zunächst folgern, daß eine hochdosierte Langzeitbehandlung mit enzyminduzierenden Antiepileptika einen negativen Einfluß auf den Vitamin-B_1-Status zu haben scheint. Über den Mechanismus kann nur spekuliert werden. So wäre etwa ein Einfluß der antiepileptikabedingten Enzyminduktion in der Leber auf den Abbau des Vitamins denkbar. Entsprechend war bei beiden Geschlechtern die Gammaglutamyltranspeptidase negativ mit ETK_0 und positiv mit α_{ETK} korreliert. Ein Zusammenhang zwischen Lipid- und Vitamin-B_1-Werten fand sich bis auf eine mäßige negative Korrelation zwischen α_{ETK} und Apolipoprotein A_1 nicht, ebensowenig bestanden Beziehungen zu den Immunglobulinen, den Nervenleitgeschwindigkeiten sowie den Resultaten des Aufmerksamkeitsbelastungstests. Die letzteren Befunde sind besonders bemerkenswert unter dem Aspekt, daß gerade Polyneuropathien und Konzentrationsschwäche bekannte Symptome eines Thiaminmangels sind. Zwischen Blutbild und Vitamin-B_1-Status bestand kein nennenswerter Zusammenhang, wenn man von der sehr schwachen positiven Korrelation zwischen MCHC und ETK_0 bei den Männern unseres Kollektivs absieht. Sichere Unterschiede im Vitamin-B_1-Status zwischen den Patienten mit und ohne zerebelläre Störungen fanden sich nicht, ebenso waren keine nennenswerten Differenzen zwischen den Patienten mit Auffälligkeiten an Haut, Bindegewebe und Gingiva zu konstatieren, so daß diesem Vitamin keine Rolle bei der Verursachung entsprechender Nebenwirkungen zuzukommen scheint.

4.4.10.2. Vitamin B_2

Während uns aus der Literatur keine Hinweise auf eine Verschlechterung des Vitamin-B_2-Status unter Antiepileptika bekannt sind, fanden wir bei unseren Epileptikern – vor allem bei den Frauen – eine deutliche Erhöhung von α_{EGR} im Vergleich zum Normalkollektiv. Werte von $>1{,}19$, die ein erhöhtes Risiko eines Riboflavinmangels anzeigen, boten etwa 40% der weiblichen und 30% der männlichen Anfallskranken; die weiblichen Probanden der Heidelberg-Studie wiesen dagegen kein, die männlichen ein deutlich niedrigeres entsprechendes Risiko auf. Während die männlichen Epileptiker keine Beziehung zwischen α_{EGR} und Antiepileptika-Medikation zeigten, bestand für die weiblichen Anfallskranken eine positive Korrelation zur durchschnittlichen Antiepileptika-Tagesdosis, die noch etwas deutlicher wurde, wenn man nur die enzyminduzierenden Antiepileptika betrachtete. Für einen Einfluß dieser Medikamente spricht – wie beim Thiamin – der Unterschied bei den vier Epileptikergruppen unter Monotherapie; auch hier lagen die Werte für die mit Valproat monotherapierten deutlich niedriger als für die mit anderen Antiepileptika behandelten Patienten und zeigten somit ein niedrigeres Risiko einer Riboflavindefizienz bei den nur mit Valproat behandelten Epileptikern. Bei den Frauen korrelierte wie bei Thiamin der B_2-Status negativ mit der Gammaglutamyltranspeptidase, ein weiterer Hinweis auf die Bedeutung der Enzyminduktion für die Erhöhung der α_{EGR}-Werte. Bei den Männern unseres Kollektivs war Riboflavin neben Vitamin C das einzige Vitamin, das eine – allerdings schwache – Beziehung zu HDL-Cholesterol aufwies, während die übrigen Lipide keine Verbindung mit dem Vitamin-B_2-Status erkennen ließen. Weiterhin war Riboflavin neben Vitamin B_6 und Biotin das einzige Vitamin, das eine mögliche Verbindung zum Immunsystem erkennen ließ, und zwar in Form einer negativen Korrelation von α_{EGR} mit den IgM-Werten bei den Männern. Es zeigt sich hier eine interessante mögliche Beziehung, der nachgegangen werden sollte. Die Nervenleitgeschwindigkeiten wiesen keinen Zusammenhang mit dem Vitamin-B_2-Status auf, wohl aber die Ergebnisse des Aufmerksamkeitsbelastungstests bei den Frauen, die negativ mit α_{EGR} korrelierten. Da die Ergebnisse des d_2-Testes negativ mit den Medikamentendaten korrelierten, ist die Beziehung zwischen α_{EGR} und d_2-Test möglicherweise Ausdruck dieser gemeinsamen Beziehung zur Medikation und stellt keinen kausalen Zusammenhang dar; man muß sich dann aber fragen, warum andere Vitamine, für die hinsichtlich ihrer Beziehung zur Medikation ähnliches gilt – etwa Thiamin – nicht entsprechend mit den Werten der Konzentrationsprüfung korrelieren. Bei den Männern unseres Kollektivs bestanden Hinweise auf Beziehungen zwischen Riboflavinstatus und rotem Blutbild, die sich in negativen Korrelationen zwischen α_{EGR} und Erythrozytenzahl und Hämoglobin äußerten, sowie in einer positiven zwischen α_{EGR} und MCH; diese Befunde weisen auf die schon länger postulierte mögliche Funktion des Vitamin B_2 für die Erythropoese hin mit der Folge einer Anämie bei Riboflavinmangel (Lane und Alfrey, 1965). Einen nennenswerten Einfluß auf die zerebellären Störungen unter Antiepileptika scheint Vitamin B_2 nicht zu besitzen; möglich wäre ein solcher Einfluß aber auf die Manifestation von Gingivahyperplasien, wo die α_{EGR}-Werte bei den männlichen und weiblichen Anfallskranken mit diesen

102

Symptomen jeweils höher lagen als bei den übrigen. Dies ist interessant unter dem Aspekt, daß bei Vitamin-B_2-Mangel entzündliche Hauterkrankungen bekannt sind; nach den Ergebnissen unserer Untersuchungen scheinen künftige kontrollierte Therapiestudien bei betroffenen Epileptikern von Interesse. Zwischen Akne, Dermatitis sowie Dupuytren'scher Kontraktur und Vitamin-B_2-Status bestanden dagegen keine sicheren Zusammenhänge.

4.4.10.3. Vitamin B_6

Verschlechterungen des Vitamin-B_6-Status unter Einnahme von Antiepileptika sind mehrfach beschrieben (Botez et al., 1982; Davis et al., 1975; Majumdar, 1981; Reinken, 1975). Wir fanden diese Befunde bei unserem Männerkollektiv bestätigt, das für α_{EGOT} höhere und für Pyridoxal-5-phosphat niedrigere Werte aufwies als die männlichen Probanden der Heidelberg-Studie. Negative Beziehungen fanden sich bei den Männern zwischen Pyridoxal-5-phosphat und der durchschnittlichen Tagesdosis der Antiepileptika, der insgesamt eingenommenen Antiepileptikamenge sowie der Therapiedauer – Befunde, die für eine Beeinflussung des Vitamin-B_6-Status durch die antiepileptische Medikation sprechen. Darauf weisen auch die bei den monotherapierten Patienten gemessenen Vitaminspiegel hin: Sowohl $EGOT_0$ als auch Pyridoxal-5-phosphat lagen bei den nur mit Valproat behandelten Anfallskranken jeweils deutlich höher als bei den mit Phenytoin, Primidon oder Carbamazepin monotherapierten. Von Interesse ist, daß für α_{EGOT} kein entsprechender Unterschied gefunden wurde und daß α_{EGOT} ja im Gegensatz zu Pyridoxal-5-phosphat auch keine Beziehungen zu den Medikamentenparametern aufwies. Für diesen Zusammenhang erscheint von Belang, daß – wie eigene frühere Berechnungen (Krause et al., 1986) ergeben hatten – Pyridoxal-5-phosphat bei den Anfallskranken deutlich besser mit $EGOT_0$ als mit α_{EGOT} korrelierte und daß die Beziehung zwischen $EGOT_0$ und α_{EOGT} schlechter war als die zwischen $EGOT_0$ und Pyridoxal-5-phosphat. Eine mögliche Erklärung wäre, daß eine langdauernde Vitamin-B_6-Defizienz zu erniedrigten Apoenzymspiegeln führt, ein Mechanismus, wie er ja auch für Alkoholiker postuliert wurde (Bonjour, 1980). In diesem Fall würde bei Stimulation mit Pyridoxal-5-phosphat ein niedriger α_{EGOT}-Wert resultieren, der fälschlicherweise als Zeichen einer guten Versorgung mit Vitamin B_6 gedeutet würde. Sollte bei unseren Epileptikern ein solcher Effekt vorliegen, wäre klar, warum α_{EGOT} keine Beziehungen zu den Medikamentendaten aufwies. Nach den eindeutigen Verhältnissen bei den männlichen Epileptikern überrascht es, daß die Frauen unseres Kollektivs im Vergleich zu denen der Heidelberg-Studie keine Vitamin-B_6-Defizienz zeigten; α_{EGOT} war im Mittel exakt gleich, bei Pyridoxal-5-phosphat wiesen unsere Frauen sogar einen höheren Mittelwert auf; dies ist jedoch durch die extrem hohen Pyridoxal-5-phosphat-Werte bei 7 Epileptikerinnen bedingt, die zusätzlich zu ihrer antiepileptischen Medikation Vitamin-B$_6$-Präparate einnahmen. Insgesamt ist also davon auszugehen, daß die Vitamin-B$_6$-Werte der beiden Frauenkollektive sich nicht unterscheiden; dies bestätigt sich, wenn man die Risikoraten für eine Vitamin-B$_6$-Defizienz betrachtet (Pyridoxal-5-phosphat ≤ 3 ug/l): Bèide Frauenkollektive wiesen übereinstimmend zu etwa 50 % eine entsprechende Gefährdung auf, ebenso wie die männlichen Epileptiker, während die männlichen Probanden der Heidelberg-Studie deutlich unter 10 % blieben. Möglicherweise ist die Einnahme von Ovulationshemmern eine Mitursache für die Verschlechterung des Vitamin-B$_6$-Status bei den Frauen der Heidelberg-Studie im Vergleich zu den Männern; entsprechende Befunde sind bekannt (Heilmann, 1979; Reinken et al., 1972). Die Frauen unseres Kollektivs nahmen dagegen Ovulationshemmer nur in einem sehr kleinen Prozentsatz, so daß hier eher die Antiepileptikaeinnahme verantwortlich erscheint, auch wenn sich keine Beziehungen zu den Medikamentendaten wie bei den Männern fanden. Bei den männlichen Anfallskranken bestanden deutliche, bei den weiblichen diskrete Beziehungen zum Lipidstatus, und zwar in dem Sinne, daß eine bessere Vitamin-B$_6$-Versorgung mit höheren Lipidwerten einherging, wobei sämtliche bestimmten Lipidparameter mit Ausnahme von HDL- und LDL-Cholesterol betroffen waren. Diese Ergebnisse sind von großem Interesse in Anbetracht der bisher aus Tierversuchen bekannten Zusammenhänge zwischen Vitamin-B$_6$- und Lipidstoffwechsel. Iwami und Okada (1982) berichten über einen verstärkten Cholesterol-Katabolismus bei pyridoxindefizienten Ratten, Williams et al. (1966) fanden entsprechend eine Abnahme der Cholesterolspiegel bei Vitamin-B$_6$-defizienten Ratten. Andere Untersucher teilten gegensätzliche Befunde mit einer Erhöhung des Cholesterols bei Pyridoxin-Mangel mit (Daghir und Balloun, 1962; Dam et al., 1958 bei Hühnern, Vijayammal und Kurup, 1978 bei Ratten). Die Ergebnisse zu diesem Punkt sind also durchaus kontrovers und bedürfen weiterer Klärung. Swell et al. (1961) fanden in ihrer Untersuchung der Lipidfraktionen in Serum und Leber bei Vitamin-B$_6$-defizienten Ratten keinen Einfluß auf die Serumwerte, wohl aber eine leichte Abnahme des freien Cholesterols sowie eine sehr deutliche der Phospholipide in der Leber. In diesem Zusammenhang ist bemerkenswert, daß die männlichen Epileptiker in unserer Studie die mit Abstand stärkste Korrelation gerade zwischen Phospholipiden und Pyridoxal-5-phosphat-Spiegeln aufwiesen. Generell sollte nach unseren Ergebnissen den Zusammenhängen zwischen Vitamin-B$_6$-Status und Lipiden auch bei Normalkollektiven intensiv nachgegangen werden. Grundsätzlich ist es wenig wahrscheinlich, daß die von uns beobachteten Korrelationen mit der antiepileptischen Medikation zusammenhängen: Die als Effekt der Antikonvulsiva bekannte Anhebung der Lipidwerte sowie die Verschlechterung des Vitamin-B$_6$-Status würden die gefundenen positiven Korrelationen zwischen Vitamin B$_6$ und

Lipiden gerade nicht erwarten lassen. Möglicherweise sind die beobachteten Zusammenhänge auch physikochemisch erklärbar: Handelt es sich doch bei Pyridoxal-5-phosphat um eine Substanz von amphiphilem Charakter, für die Transportmechanismen durch Lipide durchaus denkbar wären. Daß Vitamin B_6 prinzipiell das Immunsystem beeinflußt, ist aus Tierversuchen bekannt (Robson und Schwarz, 1975; Willis-Carr und St. Pierre, 1979). Beziehungen zwischen IgG und $EGOT_0$ (positiv) sowie α_{EGOT} (negativ) bestanden in unserem Kollektiv bei den Männern, während bei den Frauen keine entsprechenden Korrelationen nachzuweisen waren. IgG-Spiegel wurden unter Antiepileptika von Andersen und Mosekilde (1977) erniedrigt gefunden; entsprechenden Zusammenhängen zwischen Vitamin-B_6-Status und IgG-Verminderung sollte daher nachgegangen werden. Wie bei der Diskussion der Immunglobuline ausgeführt, wurde die antiepileptikabedingte IgG-Erniedrigung von anderen Autoren allerdings nicht bestätigt. Beziehungen zwischen Vitamin-B_6-Status und Nervenleitgeschwindigkeit fanden sich bei unserem Kollektiv nicht, so daß ein Vitamin-B_6-Mangel wohl nicht als Ursache der antiepileptikabedingten Polyneuropathie anzunehmen ist. Zwischen Konzentrationsfähigkeit und Vitamin-B_6-Status bestand ebenfalls kein Zusammenhang, sieht man von der äußerst schwachen negativen Korrelation zwischen α_{EGOT} und Gesamtzahl des d_2-Testes bei den Frauen ab. Nennenswerte positive Korrelationen zwischen Blutbild und Vitamin-B_6-Status bestanden lediglich zwischen $EGOT_0$ sowie Pyridoxal-5-phosphat auf der einen und MCHC auf der anderen Seite bei den Männern; es erscheint demnach eine Abnahme des Hb-Gehaltes der Erythrozyten bei schlechter Vitamin-B_6-Versorgung denkbar. Der Pyridoxal-5-phosphat-Spiegel lag bei Patienten mit zerebellären Störungen zwar etwas niedriger als bei den übrigen, bei Betrachtung der sonstigen Parameter des Vitamin-B_6-Status ließ sich aber kein Zusammenhang zwischen diesem Vitamin und den zerebellären Symptomen sichern. Ähnlich war das Bild auch bei den Auffälligkeiten an Haut und Gingiva, obwohl bei Vitamin-B_6-Mangel das Auftreten von Dermatitiden bekannt ist.

4.4.10.4. Vitamin B_{12}

Die Angaben in der Literatur zum Vitamin-B_{12}-Status unter Antiepileptikaeinnahme sind widersprüchlich: Reynolds et al. (1966) beschrieben eine leichte Erniedrigung, in anderen Studien, die nach der Beschreibung von Megaloblastenanämien unter Antikonvulsiva durchgeführt wurden, fand sich dies nicht bestätigt (Carney, 1969; Klipstein, 1964). Wir sahen bei den Männern unseres Kollektivs eine recht deutliche Erniedrigung des Vitamin-B_{12}-Spiegels, die sich auch in einer höheren Risikorate einer Vitamin-B_{12}-Defizienz (≤ 220 μmol/l) von 15 % im Vergleich zu 6 % bei der Kontrollgruppe ausdrückte. Dagegen bestand bei den Frauen, die sich auch in den Risikoraten (16% respektive 12%) ähnelten, kein entsprechender Unterschied. Während keine Korrelation zwischen Medikamentendaten und Vitamin B_{12} vorlag, wiesen die mit Phenytoin bzw. Carbamazepin in Monotherapie behandelten Epileptiker niedrigere Spiegel auf als die mit Valproat therapierten, was auf einen Einfluß der Medikation auf den Vitamin-B_{12}-Status hinweist, der jedoch unabhängig von der Menge und Dosis der Antiepileptika bzw. der Dauer der antiepileptischen Therapie zu sein scheint. Mit anderen Vitaminen korrelierte Vitamin B_{12} kaum. Mögliche Ursache für das Fehlen eines Unterschiedes im Vitamin-B_{12}-Spiegel zwischen den Epileptikerinnen und den Frauen des Normalkollektivs könnte wiederum die Einnahme von Ovulationshemmern bei den letzteren sein; es fanden sich nämlich in der Heidelberg-Studie niedrige Vitamin-B_{12}-Werte bei Einnahme hormoneller Antikonzeptiva (Arab et al., 1982). Während bei den Frauen keine Verknüpfungen zwischen Lipidstatus und Vitamin-B_{12}-Spiegel nachweisbar waren, bestanden bei den Männern schwach positive Korrelationen zwischen Triglyceriden, Cholesterol sowie LDL-Cholesterol und Vitamin B_{12}. Beziehungen zwischen Vitamin-B_{12}-Status und Immunglobulinen fanden sich in unserem Kollektiv nicht, ebensowenig zwischen Vitamin B_{12} und neurographischen Parametern sowie den Ergebnissen des d_2-Aufmerksamkeitsbelastungstestes. Von besonderem Interesse sind naturgemäß mögliche Beziehungen zwischen Vitamin-B_{12}-Status und rotem Blutbild. Hier zeigte sich keinerlei Korrelation, ebensowenig mit der Leukozytenzahl. Das Fehlen einer Beziehung zwischen Makrozytose und Vitamin-B_{12}-Status entspricht den Ergebnissen der Heidelberg-Studie (Arab et al., 1982). Keinen Einfluß scheint nach unserer Untersuchung der Vitamin-B_{12}-Status auf die Manifestation zerebellärer Symptome sowie der übrigen untersuchten Nebenwirkungen von Antiepileptika zu haben.

4.4.10.5. Folat

Während für den Vitamin-B_{12}-Status unter Antiepileptika in der Literatur keine eindeutigen Befunde vorliegen, sind sich die Untersucher einig, daß der Folat-Spiegel unter antikonvulsiver Therapie erniedrigt ist; die Häufigkeit einer Folaterniedrigung wird in der Literatur zwischen 27 und 91% angegeben (Krause et al., 1982b). Die Ursache der antiepileptikainduzierten Folaterniedrigung ist unklar: Diskutiert werden verminderte Zufuhr mit der Nahrung (Reynolds, 1974), gestörte intestinale Absorption (Reynolds et al., 1966; Hendel et al., 1984), Interaktionen zwischen Antiepileptika und Folsäure-Koenzymen oder vermehrter Katabolismus der Folsäure durch Enzyminduktion (Beutler, 1972; Maxwell, 1972) und eine Hemmung der Enzyme, die für die intestinale Dekonjugation der Folate zuständig sind

106

(Rosenberg et al., 1978; Tisman, 1969). Eigene Untersuchungen erbrachten Hinweise, daß die Konversion von Folsäure zu 5-Methyltetrahydrofolsäure gestört sein könnte (Krause et al., 1980). Klinisch wird als Ausdruck der Folaterniedrigung die unter Antiepileptikaeinnahme beschriebene Megaloblastenanämie angesehen (Hendel, 1969), die jedoch im Gegensatz zur Folatdepletion selten zu beobachten ist. Reynolds berichtete 1968 über Zusammenhänge zwischen Folatmangel und psychiatrischen Befunden bei behandelten Epileptikern, Ergebnisse, die von anderen Autoren nicht bestätigt werden konnten (Norris und Pratt, 1974). Weiterhin wurden noch Beziehungen zwischen Gingivahyperplasie und Folatmangel vermutet (Vogel, 1977). Hommes untersuchte eine mögliche Rolle der Folaterniedrigung als antiepileptisches Wirkprinzip, nachdem bereits 1960 Chanarin et al. eine krampffördernde Wirkung von Folat gefunden hatten, und stellte im Tierversuch eine Krampfschwellenerniedrigung durch Folat fest (Hommes, 1980). Die Bedeutung dieses Befundes wird bestätigt durch Arbeiten mehrerer Autoren, die übereinstimmend eine Zunahme der Anfallsfrequenz bei Gabe von Folat fanden (Berg et al., 1983; Norris und Pratt, 1971; Ralston et al., 1970). Dies ist ein Beispiel dafür, daß ein Vitamin, für das eine Minderung der Konzentration gefunden wurde, nicht ohne weiteres zusätzlich zu den Antiepileptika substituiert werden kann. In unserer Untersuchung fanden wir die Erniedrigung des Folats eindrucksvoll bestätigt. Um 40 % der Männer und Frauen unseres Kollektivs wiesen niedrige Werte von ≤ 3 nmol/l auf und vor allem die Männer unterschieden sich sehr deutlich von denen der Heidelberg-Studie. Die Ursache des Geschlechtsunterschiedes bei der Heidelberg-Studie, den wir bei unserem Kollektiv nicht fanden, ist unklar (Arab et al., 1982); eine Abhängigkeit von der Einnahme von Ovulationshemmern fand sich jedenfalls nicht. Sowohl die männlichen als auch die weiblichen Anfallskranken wiesen eine negative Beziehung zwischen Folatspiegel und Tagesdosis enzyminduzierender Antiepileptika auf, die Männer zusätzlich negative Korrelationen zwischen Folat und Tagesdosis aller Antiepileptika, der Gesamtmenge der Antiepileptika sowie nur der enzyminduzierenden Antiepileptika und der Therapiedauer. Dies belegt nachdrücklich den Einfluß der antikonvulsiven Medikation auf den Folatspiegel. Reynolds et al. (1971) hatten gleichfalls eine Beziehung zur Dosis gefunden, dagegen nicht zur Therapiedauer. Keine Beziehung zu Dosis und Therapiedauer bestand in den Kollektiven von Malpas et al. (1966) und Korczyn et al. (1974). Wie eng die Verknüpfungen zwischen Antiepileptikamedikation und Folatstatus tatsächlich sind, zeigen die Befunde bei den monotherapierten Patienten unserer Studie: Hier lagen die Werte bei den mit Valproat behandelten eindeutig höher als die der mit anderen Antikonvulsiva behandelten. Die Bedeutung der antiepileptikabedingten Enzyminduktion für die Folaterniedrigung erhellt weiterhin aus der negativen Korrelation zwischen Gammaglutamyltranspeptidase und Folat bei den Frauen unseres Kollektivs.

Zwischen dem Phenytoinspiegel im Serum bei den monotherapierten Patienten und Folat bestand eine negative Beziehung, ein Befund, der den von Reynolds et al. (1971) bestätigt; andere Autoren (Korczyn et al., 1974) fanden dagegen keine Beziehung zwischen Folat und Medikamentendosis. Festzuhalten ist als Ergebnis unseres Vergleichs der Monotherapierten, daß Phenytoin, Primidon und Carbamazepin den Folatspiegel in etwa gleichem Ausmaß erniedrigen. Bei den Lipiden wies Folat für beide Geschlechter eine schwache positive Korrelation mit Apolipoprotein A_2 auf, bei den Frauen zusätzlich eine negative zu HDL-Cholesterol. Ob hier ein kausaler Zusammenhang der Folaterniedrigung mit der in der Literatur beschriebenen (Berlit et al., 1984), bei den Frauen unseres Kollektivs nur in sehr diskreter Ausprägung nachweisbaren Erhöhung des HDL-Cholesterols unter Antiepileptika besteht, erscheint fraglich, da die Männer in unserer Studie keine entsprechenden Beziehungen zeigten; allerdings lagen die HDL-Cholesterol-Werte bei unseren männlichen Patienten ja sogar niedriger als beim Kontrollkollektiv. Zu den Immunglobulinen bestanden bei den Männern und Frauen unseres Kollektivs keine Beziehungen, ebensowenig zu den neurographischen Parametern und den Ergebnissen des Aufmerksamkeitsbelastungstests. Besonders die fehlende Korrelation zwischen Folat und neurographischen Werten ist von Interesse – wurden doch in früheren Untersuchungen entsprechende Zusammenhänge vermutet (Martinez-Figueroa, 1980; Shorvon und Reynolds, 1982; Traccis et al., 1983). Prinzipiell entspricht das Fehlen einer Beziehung bei unseren Patienten den bereits 1967 und 1968 von Horwitz et al. mitgeteilten Befunden, wonach sich Epileptiker mit Polyneuropathie in ihrem Folatspiegel nicht von solchen ohne Beeinträchtigung des peripheren Nervensystems unterschieden und wonach eine Substitution mit Folat keinen Effekt auf die Polyneuropathie hatte. Bei den Werten des Blutbildes fand sich überraschenderweise nur eine einzige Korrelation, und zwar eine schwach-positive Beziehung zum MCHC bei den Frauen. Munoz-Garcia et al. (1983) hatten dagegen Beziehungen zwischen Folat und MCV gefunden. Hinsichtlich zerebellärer Störungen fiel eine recht deutliche Erniedrigung des Folatspiegels, vor allem bei den betroffenen Männern, auf; dieser Befund würde gut zu Literaturangaben über zentralnervöse Ausfälle bei Folatmangel passen, die in den letzten Jahren mitgeteilt wurden (Botez et al., 1977). Auch spezielle Beziehungen zwischen zerebellärer Schädigung und Folaterniedrigung bei behandelten Epileptikern wurden bereits vermutet (Meyer-Wahl, 1980). Bei den übrigen untersuchten Nebenwirkungen war nur bei den Patienten mit Gingivahyperplasie und Akne eine Tendenz zu niedrigen Folatspiegeln zu konstatieren, die sich aber statistisch nicht sichern ließ.

4.4.10.6. Biotin

Arbeiten anderer Autoren über das Verhalten des Biotinspiegels bei Antiepileptikaeinnahme sind uns nicht bekannt. Unsere Patienten unterschieden sich ganz eindeutig von einem Blutspenderkollektiv. Die Risikobereiche für einen Biotinmangel sind noch nicht klar definiert (Bonjour, 1984); legt man Schätzwerte von <250 ng/l für ein hohes und 250 bis 300 ng/l für ein mäßiges Risiko eines Biotinmangels zugrunde, so fanden sich entsprechende Risikoraten bei weit über 80% der von uns untersuchten Epileptiker. Der vermutete Zusammenhang mit der Medikation bestätigte sich: Bei den Männern korrelierten die Biotinspiegel negativ mit der durchschnittlichen Tagesdosis, der Gesamtmenge sowie der Therapiedauer, und bei den monotherapierten Patienten unterschieden sich Phenytoin-, Primidon- und Carbamazepin-Behandelte deutlich von den unter Valproat stehenden. Interessante Hypothesen hinsichtlich der Bedeutung der Biotinerniedrigung durch Antiepileptika sind aufgrund der biochemischen Funktion dieses Vitamins ableitbar (Krause et al., 1982a): Eine Reduktion der vier biotinabhängigen Carboxylasen des Menschen könnte in einer höheren zerebralen Konzentration an freiem Kohlendioxyd resultieren, ein Mechanismus, der die Krampfschwelle heraufsetzt (Caspers und Speckmann, 1969; Woodbury und Karler, 1960). Steigt der CO_2-Spiegel aber über ein bestimmtes Maß, sinkt die Krampfschwelle unter das Ausgangsniveau (Woodbury et al., 1958); ein solcher Mechanismus könnte die Anfälle bei Phenytoinintoxikation (Woodbury, 1980) ebenso erklären wie die Anfälle bei angeborenem Mangel an biotinabhängigen Enzymen (Bonjour, 1981); entsprechend wurden – mit Ausnahme des Valproats – keine nennenswerten Effekte, eher Verschlechterungen, bei der Verabreichung üblicher Antiepileptika an diese Patienten beschrieben (Krause, 1983). Als weitere biochemische Funktionen eines Carboxylasemangels im Sinne einer Anfallshemmung wären denkbar eine Reduktion des exzitatorischen Neurotransmitters Aspartat über die Oxalazetatverminderung bei Pyruvatcarboxylase-Mangel sowie eine Erhöhung des inhibitorischen Neurotransmitters Glyzin über einen Propionyl-CoA-Carboxylase-Mangel (Methionin- und Threonin-Metabolismus) und/oder einen Pyruvatcarboxylase-Mangel (Serin-Katabolismus) (Krause, 1983). Daß die Erniedrigung des Biotins bei den behandelten Epileptikern tatsächlich biochemisch wirksam ist, belegen eigene Untersuchungen, wonach organische Säuren, die von Kindern mit angeborenem Mangel an biotinabhängigen Enzymen ausgeschieden werden, auch bei Epileptikern unter Phenytoin-, Primidon-, Phenobarbital- und Carbamazepintherapie im Urin nachweisbar waren (Krause et al., 1984). Über den Mechanismus der Reduktion der Biotinspiegel bei behandelten Epileptikern kann derzeit nur spekuliert werden: Der von uns beobachtete anfängliche Anstieg des Biotinspiegels bei Beginn einer Antiepileptikatherapie (Krause, 1985b) könnte bedingt sein durch eine

Blockierung der Aufnahme von Biotin ins Gewebe oder durch Freisetzung von Biotin aus Speichern durch die Antiepileptika. Weitere Untersuchungen müssen zeigen, ob kompetitive Interaktionen, Störungen der Absorption, hepatische Induktion von biotinkatabolisierenden und verbrauchenden Enzymen oder Einflüsse auf die enterale Biotinsynthese eine Rolle bei der Biotinverminderung unter Antiepileptika spielen. Gegen eine entscheidende Rolle der antiepileptikainduzierten hepatischen Enzyminduktion könnte das Fehlen von Beziehungen zwischen Biotin- und Gammaglutamyltranspeptidase-Konzentrationen bei unseren Patienten sprechen.

Mäßige positive Korrelationen zwischen Biotin und Lipiden bestanden in unserem Kollektiv nur bei den Männern, und zwar bei den Phospholipiden und bei Apolipoprotein A_2. Keine Beziehungen fanden sich dagegen zwischen Biotin und Cholesterolspiegel, für den ja erhöhte Werte unter Antiepileptika ebenso wie bei Pyruvatcarboxylase-Mangel (de Vivo et al., 1977) sowie bei nutritivem Biotinmangel (Scott, 1958) beschrieben sind. Relativ deutlich war die Beziehung zwischen Biotin und den Immunglobulinen; bei den Männern lagen für IgG und IgM jeweils positive Korrelationen mit einem p-Wert $<0{,}001$ vor. Bei IgA wiesen die Männer eine mäßige positive, die Frauen eine schwache negative Beziehung auf. Interessant sind diese Befunde unter dem Aspekt, daß bei angeborenem Mangel an biotinabhängigen Carboxylasen Störungen des immunregulatorischen Systems beschrieben sind (Cowan et al., 1979; Munnich et al., 1981; Sander et al., 1980). Die Nervenleitgeschwindigkeiten zeigten zu Biotin ebensowenig eine Beziehung wie die Ergebnisse im d_2-Aufmerksamkeitsbelastungstest. Bei den Blutbildwerten bestand lediglich eine schwache positive Korrelation zur mittleren Hämoglobinkonzentration in den Erythrozyten bei den Männern. Die Patienten mit zerebellären Störungen wiesen etwas niedrigere Biotinspiegel auf als die übrigen; aus der Literatur ist das Vorliegen zerebellärer Störungen bei Mangel an biotinabhängigen Carboxylasen bekannt (Bonjour, 1981), entsprechenden Zusammenhängen sollte im Einzelfall bei Epileptikern nachgegangen werden. Bei den übrigen untersuchten Nebenwirkungen bestanden mögliche Beziehungen zu niedrigen Biotinspiegeln noch für die Gingivahyperplasie und die Akne, hier besonders bei den Männern. Die exfoliative Dermatitis, die als klinisches Symptom bei Biotinmangel beschrieben ist, wird als seltenes allergisches Phänomen bei Epileptikern in der Anfangsphase der medikamentösen Therapie gesehen und war naturgemäß bei unserem Kollektiv langzeitbehandelter Anfallskranker nicht zu finden.

4.4.10.7. Vitamin C

Untersuchungen über eine mögliche Beeinflussung des Vitamin-C-Spiegels durch Antiepileptika bei Erwachsenen sind uns aus der Literatur nicht bekannt. In einem kurzen Fallbericht über ein 28 Monate altes Mädchen unter antiepileptischer Kombinationstherapie vermuteten Klein et al. (1977) eine Vitamin-C-Defizienz. Dagegen fanden Dawson und Duncan (1975) bei 29 antiepileptisch langzeitbehandelten Kindern keine Beeinflussung der Ascorbinsäurekonzentration in den Leukozyten. Auch wir sahen bei den Vitamin-C-Spiegeln keine nennenswerten Unterschiede zwischen den Epileptikern und den Kontrollpersonen. Bei allen Kollektiven lag nur bei einem relativ kleinen Teil (<15 %) der Untersuchten ein erhöhtes Risiko einer Vitamin-C-Defizienz mit Werten <2 mg/l vor. Im Gegensatz zu den Männern zeigten die Frauen negative Beziehungen zwischen Vitamin-C-Konzentrationen und Gesamtmenge und durchschnittlicher Tagesdosis der Antiepileptika sowie Therapiedauer; hier scheint also eine Beeinflussung durch die Medikation möglich, wenn auch bei den Monotherapierten keine Unterschiede gefunden wurden. Denkbar wäre natürlich andererseits, daß die durch den Grad ihres Anfallsleidens besonders stark behinderten Frauen aus äußeren Gründen eine schlechtere Versorgung mit Vitamin C aufweisen. Von allgemeinem Interesse erscheint die positive Korrelation zwischen Vitamin C und HDL-Cholesterol als einzigem Lipid bei den Männern unseres Kollektivs: Beide Parameter gelten als günstig hinsichtlich des Risikos von arteriosklerotischen Gefäßerkrankungen und beeinflussen sich möglicherweise gegenseitig. Auf den Immunglobulinstatus hatte Vitamin C mit Ausnahme einer sehr schwachen negativen Beziehung zu IgA bei den Frauen keinen Einfluß. Als einziges wasserlösliches Vitamin zeigte Vitamin C bei den weiblichen Anfallskranken eine positive Beziehung zu einem neurographischen Parameter, und zwar zur sensiblen Leitgeschwindigkeit des N. medianus. Interessant sind auch die recht deutlichen Beziehungen zwischen Vitamin C und den Ergebnissen des Aufmerksamkeitsbelastungstests bei den Frauen. Es könnte hier also ein Zusammenhang zwischen peripher- und zentralnervösen Funktionen und Vitamin-C-Status bestehen, der bei unserem Frauenkollektiv aber dadurch erklärt werden könnte, daß gerade die Patientinnen mit schwerem Krankheitsbild und hoher Medikation auch eher schlechte Versorgung mit Vitamin C aufweisen. Beziehungen zwischen Vitamin C und rotem Blutbild sind bekannt (Anämie bei Skorbut) (Mazur, 1961). Es überraschte daher nicht, daß Vitamin C bei beiden Geschlechtern mit der Erythrozytenzahl positiv und mit dem mittleren Einzelzellvolumen der Erythrozyten negativ korrelierte; bei den Männern bestand zusätzlich noch eine positive Beziehung zum Hämoglobingehalt.

Eine deutliche Erniedrigung des Vitamin-C-Spiegels zeigten vor allem die Frauen mit zerebellären Störungen; Relevanz und mögliche therapeutische Konsequenzen dieses Befundes sind indes noch unklar und sollten in weiteren Studien geklärt werden. Von den übrigen untersuchten Nebenwirkungen zeigten nur die Patienten mit Gingivahyperplasie bei beiden Geschlechtern übereinstimmend niedrigere Vitaminspiegel – Veränderungen am Zahnfleisch sind bei Vitamin-C-Mangel hinlänglich bekannt, möglicherweise prädestinieren sie zur Gingivahyperplasie bei den Epileptikern. Generell ist aber festzuhalten, daß unsere Untersuchung keinen Hinweis auf die von einigen Autoren (Houck et al., 1972; Kimball, 1939; Stambaugh et al., 1973) postulierte Vitamin-C-Malabsorption speziell durch Phenytoin gibt.

4.4.10.8. Vitamin A

Mitteilungen über eine Beeinflussung des Vitamin-A-Status durch Antiepileptika sind uns nicht bekannt. Bei den Männern fanden sich keine Unterschiede zwischen den Vitamin-A-Spiegeln der von uns untersuchten Anfallskranken und der Kontrollpersonen, bei den Frauen lagen die Vitamin-A-Werte bei den Epileptikerinnen etwas niedriger als beim Normalkollektiv. Festzuhalten ist, daß kaum eine der untersuchten Personen ein Risiko hinsichtlich einer Vitamin-A-Defizienz (<300 mg/l) aufwies. Bei beiden Geschlechtern zeigten die Epileptiker keine Beziehungen zwischen Medikamentenparametern und Vitamin-A-Status, ebenso unterschieden sich die Monotherapierten nicht signifikant voneinander; diese Daten sprechen dafür, daß durch Antiepileptikaeinnahme der Vitamin-A-Status nicht nennenswert beeinträchtigt wird. Vitamin A liegt im Serum in etwa 10 % als Ester vor, wobei die frisch resorbierten Vitamin-A-Ester durch Apolipoprotein A_2 transportiert werden; entsprechend fand sich bei den Männern und Frauen unseres Kollektivs die beste Beziehung zu diesem Lipoprotein, während die Korrelation zwischen Vitamin A und Apolipoprotein A_1 bei beiden Geschlechtern gering und eine Beziehung zu Apolipoprotein B bei den Frauen gar nicht nachweisbar war. Im übrigen korrelierte Vitamin A bei beiden Geschlechtern noch mit den Triglyceriden, den Phospholipiden und dem Cholesterol; für Cholesterol und Triglyceride wurden entsprechende Befunde auch in der Heidelberg-Studie mitgeteilt (Arab et al., 1982). Beziehungen zu den Immunglobulinen bestanden bis auf schwache negative Korrelationen zwischen Vitamin A und IgA bei den Frauen nicht. Verbindungen zwischen dem Retinolspiegel im Plasma und den neurographischen Parametern sowie den Ergebnissen des d_2-Aufmerksamkeitsbelastungstestes fanden sich im Gegensatz zu den Verhältnissen beim β-Carotin nicht. Beziehungen zwischen Retinol und rotem Blutbild bestanden bei den Männern unseres Kollektivs in Form von positiven Korrelationen zur Hämoglobinkonzentration sowie zum mittleren Hämoglobingehalt des Einzelerythrozyten und von negativen zum mittleren Einzelzellvolumen der Erythrozyten. Diese

Befunde sind schwer zu deuten, vor allem wenn man bedenkt, daß Anämien als Symptom von Vitamin-A-Intoxikationen beschrieben sind, und sollten an einem großen Kollektiv von Normalpersonen nachgeprüft werden. Beide Geschlechter zeigten im Falle einer zerebellären Störung niedrigere Vitamin-A-Spiegel, die Erniedrigung war aber sehr diskret und statistisch nicht zu sichern, so daß hieraus wohl keine Folgerungen abzuleiten sind. Bei den Nebenwirkungen der Antiepileptika auf Haut, Handsehnen und Zahnfleisch fand sich kein sicherer Zusammenhang mit dem Retinolspiegel.

4.4.10.9. β-Carotin

Während zwischen den männlichen Epileptikern und den Kontrollpersonen keine Unterschiede im β-Carotin-Spiegel nachweisbar waren, lagen die Werte bei den anfallskranken Frauen etwas höher als bei den weiblichen Probanden der Heidelberg-Studie. Bei letzteren waren die Werte unter Einnahme von oralen Ovulationshemmern niedriger (Arab et al., 1982), ein möglicher Grund für die Unterschiede zwischen den Kollektiven; ein weiterer könnte der Alkoholkonsum sein, der bei den Frauen der Heidelberg-Studie negativ mit dem β-Carotin-Spiegel korreliert war (Arab et al., 1982). Bei Prüfung möglicher Beziehungen zu den Daten der Antiepileptikaeinnahme überrascht bei den Männern eine positive Korrelation zur Tagesdosis und Gesamtdosis der Antiepileptika sowie zur Dauer der medikamentösen Therapie; über welchen Mechanismus Antiepileptika möglicherweise einen Anstieg des β-Carotins bewirken, ist unklar. Nach den Ergebnissen bei den monotherapierten Patienten scheinen insbesondere Phenytoin und Carbamazepin eine entsprechende Wirksamkeit zu entfalten: Unter diesen Präparaten lagen die β-Carotin-Spiegel deutlich höher als unter Primidon und Valproat. Offen muß auch bleiben, warum der Phenobarbitalspiegel – nicht aber der Primidonspiegel – bei den mit Primidon behandelten Monotherapierten positiv mit β-Carotin korrelierte. Die für Retinol so deutliche positive Beziehung zum Apolipoprotein A_2 fehlte für β-Carotin bei den Frauen ganz und war bei den Männern sogar schwach negativ, was auf die gänzlich unterschiedlichen Transportmechanismen von Retinol und β-Carotin hinweist. Im übrigen zeigte β-Carotin Beziehungen zum Cholesterolspiegel sowie zum Apolipoprotein B bei den Männern und Apolipoprotein A_1 bei den Frauen. Ein Zusammenhang zwischen Immunglobulinen und β-Carotin ließ sich nicht erkennen. Schwer zu interpretieren sind die negativen Beziehungen zwischen β-Carotin und Nervenleitgeschwindigkeiten bei den Frauen unseres Kollektivs; β-Carotin war das einzige Vitamin, für das eine Verbindung zu zwei neurographischen Parametern – der motorischen und der sensiblen Leitgeschwindigkeit des N. medianus – nachweisbar war. Das ätiologisch unklare Auftreten höherer β-Carotin-Werte bei hochdosierter und langer Therapie könnte der Grund für die gefundenen negativen Beziehungen zwischen β-Carotin und den Nervenleitgeschwindigkeiten sein. Bei der Betrachtung der positiven Korrelation zwischen β-Carotin und den Ergebnissen des d_2-Aufmerksamkeitsbelastungstestes ist zu beachten, daß wir niedrigere β-Carotin-Werte bei den mit Primidon behandelten Patienten fanden, die im d_2-Test ja schlechter abgeschnitten hatten als die mit anderen Antiepileptika behandelten Patienten. Ein nennenswerter Einfluß des β-Carotins auf das rote Blutbild war nicht nachweisbar, lediglich bei den Männern zeigte sich eine mäßige negative Beziehung zum mittleren Einzelzellvolumen der Erythrozyten. Dagegen war β-Carotin das einzige Vitamin, das Korrelationen mit der Leukozytenzahl aufwies. Die mäßige negative Beziehung bei beiden Geschlechtern muß jedoch nicht als ein Hinweis auf einen Kausalzusammenhang angesehen werden; wie wir gesehen haben, korrelierten die Leukozyten ihrerseits negativ mit Menge der Antiepileptika und Dauer der Therapie, mit denen β-Carotin ja positive Beziehungen aufwies. Wie der Vitamin-A- lag auch der β-Carotin-Spiegel der Patienten mit zerebellären Störungen leicht niedriger als bei den übrigen. Bei den sonstigen untersuchten Nebenwirkungen fand sich kein nennenswerter Zusammenhang mit dem β-Carotin-Status.

4.4.10.10. Vitamin D

Eine Störung des Vitamin-D-Metabolismus unter Behandlung mit Antikonvulsiva wird seit der Entdeckung der Osteopathia antiepileptica durch Kruse (1968) und Schmidt (1967) vermutet; die meisten Autoren beschreiben eine Erniedrigung des 25-Hydroxycholecalciferol-(25-OH-D-)Spiegels unter Antiepileptika (Bell et al., 1979; Davie et al., 1983; Dent et al., 1970; Hahn et al., 1972; Hoikka et al., 1971; Stamp et al., 1972), wobei als Ursache der Vitamin-D-Erniedrigung eine Induktion hepatischer Enzyme sowie eine Stimulation der biliären Exkretion durch die Medikamente angesehen wird. Andere Autoren fanden dagegen keinen sicheren Unterschied im Vitamin-D-Spiegel zwischen behandelten erwachsenen Epileptikern und Kontrollpersonen (Berry et al., 1983; Offermann et al., 1979) und nehmen andere Mechanismen für die Entstehung der Osteopathie wie Hemmung der intestinalen Calciumabsorption oder Inhibition der Wirkung des Parathormons am Knochen an. Abgehoben wird in diesem Zusammenhang auf die Zusammensetzung des Kontrollkollektivs, das im Idealfall genau die gleichen Eß- und Lebensgewohnheiten (UV-Exposition) aufweisen sollte wie die Epileptiker. Auch in Studien, die diese Voraussetzungen erfüllen, wurden aber eindeutige Erniedrigungen des Vitamin-D-Spiegels beschrieben (David et al., 1983) und in einer prospektiven Studie mit neu auf Antiepileptika eingestellten Anfallskranken fand sich eine Erniedrigung des Vitamin-D-Spiegels

(Bell et al., 1978). Fest steht jedenfalls, daß bei Vorliegen einer antiepileptikainduzierten Osteopathie die Gabe von Vitamin D therapeutisch wirksam ist (Krause et al., 1977), wobei die Gabe von Vitamin D_2 einen günstigeren Effekt auf die Knochenmineralisation zu haben scheint als die von Vitamin D_3 (Krause et al., 1978; Tjellesen et al., 1983). Die vorliegende Studie bestätigt, daß mit Antiepileptika behandelte Anfallskranke eine schlechtere Vitamin-D-Versorgung aufweisen als ein gleichaltriges Normalkollektiv; obwohl es sich bei den von uns untersuchten Anfallskranken ausschließlich um ambulante Patienten handelt, die zum größten Teil einer normalen beruflichen Tätigkeit nachgehen, können wir natürlich nicht mit letzter Sicherheit ausschließen, daß gewisse Unterschiede in der Lebensführung, insbesondere hinsichtlich UV-Exposition, im Vergleich zum Kollektiv der Heidelberg-Studie bestehen. Setzt man das Risiko einer Vitamin-D-Verarmung bei einem 25-OH-D-Spiegel <50 nmol/l an, wiesen über 40 % unserer anfallskranken Männer und Frauen im Vergleich zu ca. 10 % der Männer und unter 3 % der Frauen des Vergleichskollektivs eine entsprechende Gefährdung auf. Eine Abhängigkeit von der Medikation bzw. der Schwere der Epilepsie belegen die negativen Korrelationen, die wir zwischen 25-OH-D-Spiegel und Tagesdosis sowie Gesamtmenge der Antiepileptika bei den Männern und Frauen unseres Kollektivs fanden. Nimmt man an, daß die 25-OH-D-Erniedrigung durch eine Stimulation von hepatischen Enzymen (D_3-25-Hydroxylase-System) bedingt ist, sollten sich die mit den entsprechend wirksamen Medikamenten monotherapierten von den unter Valproat stehenden Patienten unterscheiden. Für Primidon und Carbamazepin ließen sich entsprechende Unterschiede sichern, nicht dagegen für Phenytoin; dies ist ein bemerkenswerter Befund, wurde doch gerade für Phenytoin eine Hemmung der Calciumresorption als mögliche Ursache einer Störung im Knochenstoffwechsel beschrieben (Caspary et al., 1975). Bei der Prüfung möglicher Beziehungen zwischen Mineralgehalt des Knochens und dem Vitamin-D-Spiegel muß bedacht werden, daß der 25-OH-D-Spiegel im Plasma starken saisonalen Schwankungen unterliegt. Auch unter Berücksichtigung dieser Differenzen fand sich aber weder bei Männern noch bei Frauen ein Zusammenhang zwischen 25-OH-D-Konzentration und Knochendichte bzw. -masse. Dies entspricht den Befunden von Mosekilde et al. (1977) und Pylypchuk et al. (1978), die quantitative morphometrische Daten von Beckenkammbiopsien mit dem Vitamin-D-Spiegel verglichen und keinen Zusammenhang fanden. Es erscheint somit höchst fraglich, ob die Messung des 25-OH-D-Spiegels ein geeignetes Instrument darstellt, beginnende antiepileptische Osteopathien zu entdecken. Die Beziehungen zwischen 25-OH-D und anderen Indikatoren für den Knochenstoffwechsel im Blut waren wenig überzeugend: lediglich in jeweils einem Monat bestand eine schwache negative Korrelation mit dem Parathormon- und eine schwache positive mit dem Calciumgehalt. Insgesamt muß man wohl davon ausgehen, daß zur rechtzeitigen Erkennung von Osteopathien radiologische Untersuchungen, vor allem die Knochendichtemessung, sowie die Bestimmung der alkalischen Phosphatase am besten geeignet sind. Wie auch bei der Heidelberg-Studie bestanden nur sehr mäßige Beziehungen zwischen Vitamin D und Lipidstatus. Keine Beziehung lag vor zu den Immunglobulinen und den neurographischen Parametern. Daß die Ergebnisse des d_2-Testes bei den Frauen positiv mit dem 25-OH-D-Spiegel korrelierten, mag dadurch erklärt werden, daß die Patientinnen mit aufgrund der Medikation oder des Grundleidens reduzierter psychoorganischer Leistungsfähigkeit, die in den meisten Fällen sicherlich mit einer Antriebsschwäche einhergehen dürfte, sich wohl deutlich weniger im Freien aufhalten und insofern weniger UV-Exposition haben. Beim Blutbild zeigte das mittlere Einzelzellvolumen der Erythrozyten eine schwache negative Beziehung mit dem 25-OH-D-Spiegel bei den Männern und die mittlere Hämoglobinkonzentration in den Erythrozyten eine deutlichere positive bei beiden Geschlechtern. Mögliche Beziehungen zwischen 25-OH-D-Spiegel und Zeichen von Eisenmangel- oder aplastischen Anämien sollten somit bei größeren Normalkollektiven überprüft werden. Auffällig ist ein deutlicher Unterschied der 25-OH-D-Spiegel zwischen den Patienten mit und ohne Zeichen einer Kleinhirnschädigung. Eine plausible Erklärung hierfür wäre, daß naturgemäß die Patienten mit ataktischen Gangstörungen sich weniger im Freien aufhalten als in dieser Hinsicht unbehinderte und somit einer geringeren UV-Exposition ausgesetzt sind. Eine direkte Auswirkung einer Störung im Vitamin-D-Stoffwechsel auf das Kleinhirn ist dagegen wesentlich weniger wahrscheinlich. Bis auf eine mäßige Erniedrigung der 25-OH-D-Spiegel bei Patienten mit Gingivahyperplasie fanden sich bei den übrigen Nebenwirkungen keine Auffälligkeiten. Dieser Befund ist interessant unter dem Aspekt, daß bei Epileptikern Zahnwurzelanomalien beobachtet wurden, die denen bei Hypoparathyreoidismus ähneln (Harris und Rowe, 1976); eine gemeinsame Ätiologie dieser Veränderungen wurde postuliert im Sinne einer Störung im Vitamin-D- und Parathormonstoffwechsel. Nach unseren Befunden könnte es durchaus von Interesse sein, diesen Zusammenhängen weiter nachzugehen.

4.4.10.11. Vitamin E

Für Vitamin E wurde bei Kindern eine Erniedrigung unter Antiepileptikaeinnahme gefunden (Higashi et al., 1980; Ogunmekan, 1979). Kovalenko et al. (1984) beschrieben bei therapieresistenten Epilepsien Behandlungserfolge mit der Gabe von Vitamin E. Bei unserem Kollektiv war der Befund uneinheitlich. Bei den Männern fand sich im Vergleich zu einem Blutspenderkollektiv eine Erniedrigung, bei den Frauen im Vergleich zu den weiblichen Probanden der Heidelberg-Studie eine Erhöhung. Bis auf eine Patientin mit einem α-Tocopherol-Spiegel von 2,5 mg/l wies kein Epileptiker ein

116

erhöhtes Risiko einer Vitamin-E-Defizienz (<4 mg/l) auf. Bis auf eine äußerst schwache positive Beziehung zur Gesamtmenge an eingenommenen enzyminduzierenden Antiepileptika bei den Frauen bestand keine Beziehung zu den Daten der medikamentösen Therapie. Unter den Monotherapierten wiesen die mit Phenytoin Behandelten höhere Werte auf als die mit Valproat Therapierten, aber auch als die unter Carbamazepin-Medikation Stehenden, wobei die Unterschiede nur sehr diskret waren. Insgesamt bestätigen unsere Befunde die von den oben erwähnten Autoren an Kindern beschriebene Vitamin-E-Verarmung unter Antiepileptika nicht. Generell wird der Wert der α-Tocopherol-Bestimmung im Serum für die Abschätzung des Risikos einer Vitamin-E-Defizienz infrage gestellt, da sehr enge Korrelationen dieses Vitaminspiegels mit den Plasmalipiden bestehen (Brubacher et al., 1974; Horwitt et al., 1972; Lehmann, 1981). Insbesondere wurden strenge Beziehungen zu den β-Lipoproteinen beschrieben; wir fanden entsprechende positive Korrelationen für Triglyceride, Phospholipide, Cholesterol, LDL-Cholesterol und Apolipoprotein B bei beiden Geschlechtern bestätigt, wenn auch die Korrelationen nicht so stark waren wie die von Vuilleumier et al. (1983a) zwischen α-Tocopherol und den β-Lipoproteinen gefundenen. Die Autoren nehmen aufgrund dieser Befunde an, daß die β-Lipoproteine als Trägerprotein für Vitamin E fungieren und schlagen zur besseren Beurteilbarkeit des Vitamin-E-Status die Heranziehung eines Quotienten aus Tocopherol und β-Lipoprotein vor, wobei dann ein erniedrigter Quotient eine Vitamin-E-Defizienz widerspiegeln würde. Zu den Immunglobulinen wies der Vitamin-E-Spiegel keine Beziehung auf, ebensowenig zu den Ergebnissen des d_2-Testes, wohl dagegen eine negative zur motorischen Leitgeschwindigkeit des N. medianus bei den Frauen; ob diese Korrelation die bekannte Tatsache widerspiegelt, daß Hyperlipidämien Polyneuropathien verursachen können, bedarf weiterer Untersuchungen der bei der Diskussion der Fette beschriebenen Zusammenhänge zwischen Lipidstatus und neurographischen Parametern bei Epileptikern. Anämien sind beim Menschen als Folge eines Vitamin-E-Mangels beschrieben; in unserem Kollektiv, das ja – wie oben ausgeführt – keine Hinweise auf eine Defizienz bot, bestand bei der Überprüfung möglicher Beziehungen zum Blutbild lediglich eine negative zwischen MCHC und α-Tocopherol bei den Frauen. Bei Patienten mit zerebellären Störungen fanden sich niedrigere Vitamin-E-Spiegel als bei den übrigen, allerdings nur in geringem Ausmaß, so daß hieraus wohl nicht auf eine kausale Beziehung geschlossen werden kann. Ein gewisser Zusammenhang könnte zwischen Vitamin-E-Status und Hauterscheinungen bestehen: Wiesen doch sowohl die Patienten mit Dermatitiden als auch die mit Akne bei beiden Geschlechtern niedrigere α-Tocopherol-Spiegel auf. Bei der Akne ließ sich dieser Unterschied statistisch eindeutig sichern, so daß hier therapeutische Studien durchaus von Interesse sein könnten.

4.4.11. Hormone

4.4.11.1. Parathormon

Parathormon wurde bei Epileptikern zunächst im Zusammenhang mit der Entdeckung von Osteopathien untersucht (Genuth et al., 1972; Krause et al., 1977). Dabei wurden in Einzelfällen erhöhte Parathormonwerte beschrieben. In einer vergleichenden Untersuchung, bei der eine Kontrollgruppe zur Verfügung stand, die unter exakt gleichen Umweltbedingungen lebte, fand Offermann (1983) bei anfallskranken Kindern und Erwachsenen jeweils eine Tendenz zu höheren Parathormonwerten, die sich aber statistisch nicht bestätigen ließ. Ähnlich war es auch bei unserem Kollektiv, das ebenfalls zu höheren Parathormonwerten tendierte, wobei der Unterschied zu einem Blutspenderkollektiv im Wilcoxon-Test nicht gesichert werden konnte. Festzuhalten ist jedenfalls, daß ein knappes Viertel der von uns untersuchten Epileptiker erhöhte Werte von >40 pmol/l aufwies, dagegen kein Proband aus der Kontrollgruppe. Ein möglicher Hinweis darauf, daß die Therapie einen Einfluß auf den Parathormonspiegel haben könnte, ist die bei den weiblichen Probanden unserer Studie gefundene positive Beziehung zur durchschnittlichen Tagesdosis der zugeführten Antiepileptika. Die bei den Monotherapien untersuchten Antiepileptika wiesen keine sicheren Unterschiede hinsichtlich einer möglichen Beeinflussung des Parathormonspiegels auf. Der Mechanismus der möglichen Parathormonerhöhung ist unklar; diskutiert wird eine Blockierung von Parathormonrezeptoren durch Antikonvulsiva (Rowe und Harris, 1972). Andererseits wird aber auch eine raschere Metabolisierung des Parathormons durch antiepileptikabedingte Enzyminduktion in der Leber für möglich gehalten (Singer et al., 1975). Harris und Rowe (1977) beschrieben einen Zusammenhang zwischen Zahnwurzelverkürzungen und Parathormon. Zahnwurzelanomalien haben wir nicht untersucht, aber in der Literatur wurden Verknüpfungen zwischen diesen radiologisch nachgewiesenen Veränderungen und der Gingivahyperplasie postuliert (Harris und Rowe, 1977). Bei den Patienten mit Gingivahyperplasie fanden wir im Vergleich zum restlichen Kollektiv aber keine höheren Parathormonkonzentrationen, so daß sich diese vermuteten Zusammenhänge nicht bestätigen lassen. Überraschend war auch das Fehlen von Beziehungen zwischen Parathormon und 25-Hydroxycalciferol bzw. Knochendichtewerten bei unseren Patienten, abgesehen von einer mäßigen negativen Korrelation zu Vitamin D im Februar, was den Wert der Parathormonbestimmung als einen der Indikatoren der Osteopathia antiepileptica infrage stellt. Dies würde auch den Befunden von Bell et al. (1979) entsprechen, die in ihrer prospektiven Studie, bei der sie einen Therapiezeitraum von 4 bis 21 Monaten bei 5 Patienten überblickten, keine statistisch zu sichernde Parathormonerhöhung fanden, dagegen aber eine eindeutige Erniedrigung des

25-Hydroxycalciferols. Im Einzelfall erscheinen dennoch bei Verdacht auf Osteopathien Parathormonbestimmungen bei Epileptikern sinnvoll, und bei einem gar nicht so kleinen Teil muß nach unseren Untersuchungen mit erhöhten Parathormonwerten gerechnet werden.

4.4.11.2. Insulin und Blutzucker

Einzelbeobachtungen belegen die Möglichkeit eines hyperglykämischen Komas bei Phenytoinintoxikation (Klein, 1966). Während der Nüchtern-Blutzucker bei Epileptikern durch die Antikonvulsiva nicht beeinträchtigt zu sein scheint, wurde bei mit Phenytoin behandelten Kindern unter Glukosebelastung ein verzögerter Anstieg oder eine Verminderung der Insulinsekretion gesehen (Cummings et al., 1973; Karp et al., 1973; Malherbe et al., 1972), so daß höhere Blutzuckeranstiege resultierten. Perry-Keene et al. (1980) fanden bei Patienten, die wegen Herzrhythmusstörungen Phenytoin erhalten hatten, die verminderte Insulinfreisetzung bei Glukosebelastung bestätigt, sahen andererseits aber keine Veränderung bei den Blutzuckerspiegeln. Die Autoren folgerten, daß unter Phenytoin die verminderte Insulinsekretion mit einer erhöhten Insulinsensitivität verbunden sein könnte. Unsere Resultate belegen eine Verminderung der Insulinsekretion unter Antiepileptikaeinnahme, wobei Valproat die geringste Wirksamkeit in dieser Hinsicht zu haben scheint. Im übrigen war keine Abhängigkeit der Erniedrigung der Insulinsekretion von Therapiedauer und Antiepileptikadosis feststellbar. Die von uns untersuchten anfallskranken Frauen lagen mit ihren Blutzuckerspiegeln etwas höher als die Probanden der Heidelberg-Studie, was auf die verminderte Insulinsekretion zurückzuführen sein könnte; bei den Männern war bei der Heidelberg-Studie keine enzymatische, sondern eine kolorimetrische Analysetechnik bei der Blutzuckerbestimmung angewendet worden (Heuck, persönliche Mitteilung), so daß die Blutzuckerwerte bei den Männern, die ja bei unserem Kollektiv sogar niedriger lagen, nicht verglichen werden sollten. Die Nüchtern-Blutzuckerwerte der Männer der Wiesloch-Eberbacher Herz-Kreislauf-Präventions-Studie, die mit der gleichen Technik wie die unserer Probanden bestimmt wurden, entsprachen denen der Epileptiker (Heuck et al., 1984), bei den Frauen lagen hier die Werte bei den Epileptikerinnen sogar niedriger als bei den Normalpersonen. Insgesamt sprechen unsere Befunde für die Richtigkeit der oben erwähnten These von der erhöhten Insulinsensitivität unter Antiepileptika von Perry-Keene et al. (1980). Die weitere Abklärung möglicher Ursachen und Folgerungen der Insulinerniedrigung unter Antiepileptika erscheint von Interesse.

4.4.11.3. Antidiuretisches Hormon

Generell fand sich kein Unterschied zwischen der ADH-Konzentration der von uns untersuchten Epileptiker und dem – allerdings sehr kleinen – Kontrollkollektiv. Aus der Literatur sind speziell für Carbamazepin und Phenytoin jeweils unterschiedliche Einflüsse auf die Diurese beschrieben, so daß in diesem Fall die Resultate bei den monotherapierten Patienten von ganz besonderem Interesse sind. Für Carbamazepin ist ein antidiuretischer Effekt bekannt (Ashton et al., 1977, Kimura et al., 1974; Perucca et al., 1978; Perucca und Richens, 1980; Smith et al., 1977; Stephens et al., 1978; Stephens et al., 1977); der Mechanismus ist unklar. Ashton et al. (1977) und Smith et al. (1977) fanden bei ihren unter einer Wasserintoxikation leidenden Patienten hohe Vasopressinkonzentrationen; andererseits beobachteten Heim et al. (1979) und Stephens et al. (1978) einen Abfall des Plasma-Vasopressin-Spiegels bei gesunden Freiwilligen nach Carbamazepingabe. Sie folgerten, daß Carbamazepin die Sensitivität der Niere für ADH unter gleichzeitiger Besetzung von Osmorezeptoren erhöht. Unsere Resultate, die für die mit Carbamazepin monotherapierten Patienten im Mittel die niedrigsten ADH-Werte mit statistischer Signifikanz des Unterschieds zwischen den mit Carbamazepin und Valproat behandelten Patienten zeigten, sind mit dieser Ausnahme in Übereinstimmung. Wir können nach unseren Ergebnissen davon ausgehen, daß Carbamazepin sicher nicht generell die Sekretion von ADH induziert. Natürlich kann nicht ausgeschlossen werden, daß Carbamazepinintoxikationen, die wir bei unseren Patienten nicht vorfanden, im Einzelfall zu vermehrter ADH-Produktion mit nachfolgender Wasserintoxikation führen könnten. Für Phenytoin fand man zum einen, daß es die carbamazepininduzierte Wasserintoxikation rückgängig machen kann (Sordillo et al., 1978), zum anderen, daß es bei hochdosierter intravenöser Gabe die Freisetzung von Vasopressin verhindert (Fichman et al., 1970). Unsere mit Phenytoin monotherapierten Patienten zeigten keine Reduktion des ADH im Vergleich zu den anderen Gruppen, so daß die chronische Einnahme von Phenytoin wohl keinen Effekt auf den Hypophysenhinterlappen haben dürfte. Unsere Befunde bestätigen die Auffassung, daß die Rückbildung der carbamazepinbedingten Wasserintoxikation durch zusätzliche Verabreichung von Phenytoin auf die durch die Kombinationsbehandlung bedingte Reduktion der Carbamazepin-Plasma-Konzentration zurückzuführen ist (Perucca und Richens, 1980).

4.4.11.4. Schilddrüsenhormone

Sehr eingehende Untersuchungen hinsichtlich einer möglichen Beeinflussung des Schilddrüsenhormonsystems durch Antiepileptika führte Fichsel

(1984) bei Kindern durch. Die deutlichsten Veränderungen fand der Autor bei Therapie mit Phenytoin, Carbamazepin und Primidon, wobei das proteingebundene Jod und zum Teil das Trijodthyronin, besonders aber das Gesamtthyroxin betroffen waren. Entsprechende Befunde bei Erwachsenen sind schon länger bekannt (Chin und Schussler, 1968; Finucane und Griffiths, 1976; Heyma et al., 1977; Larsen et al., 1970). Bei unserem Kollektiv erwachsener Patienten fanden wir die Erniedrigung des Gesamtthyroxins eindrucksvoll bestätigt, während Trijodthyronin nicht von den Werten des Kontrollkollektivs abwich. Das thyroxinbindende Globulin (TBG) war nur bei den anfallskranken Frauen niedriger, beim TSH fanden wir in Übereinstimmung mit den Ergebnissen von Fichsel (1984) und Gharib und Munoz (1974) keine sicheren Abweichungen, wenn auch beide Geschlechter im Durchschnitt eine Tendenz zu niedrigeren Werten bei den Epileptikern zeigten. Interessant sind in diesem Zusammenhang sicherlich die allerdings recht schwachen negativen Korrelationen bei den männlichen Anfallskranken zwischen Gesamtmenge an eingenommenen Antiepileptika sowie Therapiedauer und der TSH-Konzentration. Beim TBG zeigten die Männer, die ja im Mittel etwas höher lagen als das Kontrollkollektiv, erstaunlicherweise ebenfalls einige negative Beziehungen, und zwar zur Tagesdosis und Gesamtmenge an Antiepileptika sowie zur Therapiedauer; die Bedeutung dieser Befunde ist unklar. Der Vergleich der monotherapierten Patienten bestätigte wiederum den Befund von Fichsel (1984), wonach Valproat sich von den anderen Antiepileptika unterschied. Ganz deutlich war der Unterschied zwischen den enzyminduzierenden Antiepileptika und Valproat beim Gesamtthyroxin, sehr diskret beim Trijodthyronin, ohne statistische Signifikanz beim TBG. Für eine gewisse Dosisabhängigkeit, wie sie von Fichsel und Knöpfle (1977) für Phenytoin beobachtet worden war, sprechen die negativen Korrelationen zwischen Phenobarbitalspiegel und Gesamtthyroxin bei den mit Primidon sowie für den Quotienten T4/TBG bei den mit Carbamazepin monotherapierten Patienten. Als Ursache der Erniedrigung des Gesamtthyroxins werden neben einer Verdrängung aus der Bindung mit dem TBG durch die Antiepileptika (Oppenheimer und Tavernetti, 1962a, b; Rootvelt et al., 1978) eine raschere Konversion und eine schnellere Metabolisierung durch das mikrosomale System in der Leber angenommen (Larsen et al., 1970; Mendoza et al., 1966). Für die Richtigkeit dieser Hypothese sprechen die oben erwähnten, bei unseren monotherapierten Patienten erhobenen Befunde. Die klinische Manifestation einer Hypothyreose unter Antiepileptikaeinnahme ist selten (Schmidt, 1981); unsere Anfallskranken nahmen nur in 3,9 % Schilddrüsenhormonpräparate, somit nicht häufiger als eine Normalpopulation (Arab et al., 1982), und boten auch anamnestisch bis auf zwei Patienten keine Hinweise auf Hypothyreose.

4.4.11.5. LH, FSH und Prolaktin bei den Frauen

Schmitz et al. berichteten 1975 über erhöhte FSH- und LH-Spiegel unter
Phenytoinbehandlung. Lühdorf et al. (1977) beobachteten dagegen keine
Veränderungen dieser Hormone unter Phenytoin- und Carbamazepintherapie. Wir fanden bei den von uns untersuchten Epileptikerinnen ebenfalls
keine Erhöhung von FSH und LH, wobei aus technischen Gründen nur eine
geringe Zahl von Patientinnen untersucht werden konnte und das Kontrollkollektiv altersmäßig nicht dem unsrigen entsprach. FSH zeigte andererseits
aber deutliche positive Korrelationen mit der Gesamtdosis und der durchschnittlichen Tagesdosis an eingenommenen Antiepileptika, die noch deutlicher wurden, wenn nur die enzyminduzierenden Antiepileptika in die
Berechnungen aufgenommen wurden. Demnach scheint also zumindest für
dieses Hormon eine Beeinflussung durch die Antiepileptikamedikation
durchaus möglich. Die Zahl der monotherapierten Patientinnen war zu
klein, um Schlüsse hinsichtlich der Wirksamkeit der einzelnen Pharmaka auf
die Hormonspiegel ziehen zu können. London et al. (1980) fanden einen
Anstieg der Prolaktinspiegel nach 7-tägiger Verabreichung von Carbamazepin oder Phenytoin, Rodin et al. (1984) bestätigten diesen Befund an männlichen Epileptikern. Bei den von uns untersuchten Frauen lagen die Spiegel
zwar etwas höher als beim Kontrollkollektiv, der Unterschied war aber statistisch nicht signifikant. Unser Befund entspricht somit den kürzlich von
Franceschi et al. (1984) mitgeteilten. Es sei aber hier nochmals darauf ver-
wiesen, daß das Kontrollkollektiv im Alter leicht von unseren Patientinnen
abwich. Beziehungen zu Art, Menge und Dauer der Medikation waren nicht
nachweisbar.

4.4.11.6. Testosteron bei den Männern

Die Tendenz zu höheren Testosteronwerten bei den von uns untersuchten
männlichen Anfallskranken bestätigt die Mitteilungen in der Literatur zu
dieser Frage (Barragry et al., 1978; Hoffmann und Kahlert, 1984; Toone
et al., 1980). Gleichzeitig wurde über Erhöhungen des sexualhormonbindenden Globulins unter Antiepileptika berichtet (Barragry et al., 1978; Hoffmann und Kahlert, 1984; Toone et al., 1980), ein Befund, der erstmals
bereits 1977 von Victor et al. beschrieben worden war, wobei als Ursache
hierfür die Induktion steroid-metabolisierender Enzyme durch die Antiepileptika angesehen wird. Dana-Haeri et al. (1982) teilten ähnliche Befunde
mit, wiesen aber zusätzlich niedrigere Faktoren des freien Testosterons nach.
Die bei Epileptikern beschriebene Verminderung des sexuellen Antriebs
könnte hiermit erklärt werden. Der Versuch von Toone et al. (1982), Korrelationen zwischen Serumspiegeln der Antiepileptika und Testosteron herzu-

stellen, erbrachte widersprüchliche Resultate. In unserer Studie ergaben sich keine entsprechenden Beziehungen. Wir fanden aber bei unseren Patienten deutliche Unterschiede zwischen den mit Phenytoin und Primidon monotherapierten auf der einen Seite und den mit Carbamazepin und Valproat behandelten auf der anderen, wobei letztere niedrigere Konzentrationen aufwiesen; diese Befunde bestätigen die Resultate von Lühdorf et al. (1977), die bei neu auf Antiepileptika eingestellten Epileptikern einen Testosteronanstieg unter Phenytoin, nicht dagegen unter Carbamazepin sahen. Da Carbamazepin ein potenter Enzyminduktor ist, erscheint somit fraglich, ob die Erhöhung des sexualhormonbindenden Globulins mit konsekutiver Vermehrung des Gesamttestosterons wirklich nur auf einer hepatischen Enzyminduktion beruht, oder ob hier nicht andere medikamentenspezifische Faktoren eine Rolle spielen. Es erscheint jedenfalls interessant, dieser Frage bei monotherapierten Patienten weiter nachzugehen.

5. Schlußbetrachung und Zusammenfassung

In der vorliegenden Studie wurden zum einen bekannte oder vermutete klinische Nebenwirkungen von Antiepileptika in ihrer Beziehung zu den medikamentösen Daten in einem Kollektiv von über 600 langzeitbehandelten 20- bis 40-jährigen Anfallskranken untersucht; zum anderen erfolgte eine große Zahl von labortechnischen Untersuchungen, wobei sich für die meisten Werte die Gelegenheit bot, einen Vergleich mit einem noch größeren gleichaltrigen, mit derselben Methodik untersuchten und in der gleichen Region ansässigen Normalkollektiv durchzuführen. Viele Phänomene, die wir bei unserer Untersuchung fanden, sind in ihrer Ätiologie und Wertigkeit noch unklar. Bei den bekannten Nebenwirkungen wie etwa Gingivahyperplasie, Dupuytren'scher Kontraktur oder zerebellären Störungen besteht an der Verursachung durch die Medikation kaum Zweifel; hier ging es darum, möglichen Beziehungen zu den einzelnen medikamentösen Parametern nachzugehen. Bei anderen bislang nicht bekannten Auffälligkeiten – etwa im Vitaminstatus oder bei der Harnsäure – mußte zunächst einmal geklärt werden, ob diese Phänomene wirklich mit der Medikation zusammenhängen oder ob sie möglicherweise durch die Grunderkrankung bedingt sind. Ganz wichtig für die Beurteilung ist in diesen Fällen sicherlich zum einen die Aufdeckung möglicher Unterschiede zwischen den Monotherapierten, zum anderen die Betrachtung der Korrelationen mit den Medikamentendaten. In der vorliegenden Studie wurde ein so große Zahl von Korrelationsberechnungen durchgeführt, daß man sich davor hüten muß, statistisch nur schwach signifikante Zusammenhänge überzubewerten. Auf der anderen Seite ist erstaunlich, wie gut manche Korrelationen mit bislang nur tierexperimentell gefundenen Daten übereinstimmen; so fiel etwa bei den Korrelationsberechnungen zwischen Lipiden und Vitaminen neben den erwarteten und bereits bei Normalkollektiven beschriebenen Beziehungen zu den fettlöslichen Vitaminen eine deutliche Verknüpfung mit dem Vitamin-B_6-Status auf, die in der Literatur bisher nur tierexperimentell beschrieben ist und sicherlich Anlaß zu weiteren Untersuchungen auch beim Menschen sein sollte. Die wesentlichen Ergebnisse unserer Studie sollen im folgenden kurz zusammengefaßt werden; wenn wir dabei versuchen, bestimmte Nebenwirkungen einzelnen häufiger in Monotherapie eingenommenen Antiepileptika zuzuordnen (Tabelle 23), so tun wir dies nur unter gewissen Vorbehalten. In vielen Fällen, in denen gesicherte Daten bislang fehlen, kann es zunächst nur darum

Tabelle 23. Nebenwirkungen von Antiepileptika – Versuch einer Zuordnung *(ohne Klammer* = deutlich, *in Klammern* = wahrscheinlich, *?* = möglich; *PHT* = Phenytoin, *PRM* = Primidon, *CBZ* = Carbamazepin, *VPA* = Valproat, *PB* = Phenobarbital, *CHP-PB* = Barbexaclon)

	Antiepileptika allgemein	PHT	PRM	CBZ	VPA	andere Antiepileptika
Quetelet-Index	(↑)					
Broca-Index	(↑)					
Teratogenität	(+)					
Schmerzhafte Schultersteife			+			PB, CHP-PB
Gelenkschmerzen	(+)					
Obstipation	(+)					
Diarrhoe	(+)			?		Ethosuximid?
Übelkeit	?				+	Ethosuximid
Erbrechen	?				(↑)	(Ethosuximid)
Oligurie, Pollakisurie	?					
Potenzstörungen	?					
Faszikulieren	?					
Extrapyramidale Symptome	(+)					
Zerebelläre Störungen	(+)	+				Mesantoin
Gingivahyperplasie	?	+	?			Mesantoin
Dupuytren'sche Kontraktur	?		+	?		PB, CHP-PB
Polyneuropathie	+					
Myasthenisches Syndrom	(+)					
Konzentrationsstörungen	?		(+)			PB?
Osteopathie	+					
Chloasma	?					
Hypertrichose	?	(+)				
Alopezie	?					
Dermatitis	(+)					
Akne	(+)					PB? Sultiam?
Gamma-Glutamyltranspeptidase	↑	↑	↑	(↑)	(↑)	
Alkalische Phosphatase	↑	↑	↑	↑	↑?	
Alaninaminotransferase	↑?	↑?	↑?		↑?	
Aspartataminotransferase					↑?	
Kalium	↓?					
Kreatinin	↓?	(↓)	(↓)	↓?		
Harnstoff	(↓)					
Bilirubin		↓	↓	↓		
Eisen	(↓)					
Harnsäure		↓	(↓)	↓		
Cholesterol	(↑)					
Immunglobulin A	(↓)					
Erythrozyten	(↓)					
MCH	(↑)					
MCV	(↑)					
BKS	(↓)					
Leukozyten	(↓)					
Lymphozyten		↓?	↓?	↓?		

	Antiepileptika allgemein	PHT	PRM	CBZ	VPA	andere Antiepileptika
Vitamin B$_1$		↓?	↓?	↓?		
Vitamin B$_2$		↓	↓	↓		
Vitamin B$_6$		(↓)	(↓)	(↓)		
Vitamin B$_{12}$	(↓)	↓?	(↓)			
Folat		↓	↓	↓		
Biotin		↓	↓	↓		
Vitamin D	↓?	↓	↓	↓	↓?	
Trijodthyronin		↓?	↓?	↓?		
Gesamtthyroxin		↓	↓	↓		
Insulin	↓					
Parathormon	(↑)					
ADH					↓?	
Testosteron		↑?	↑?			

gehen, Hypothesen zu generieren, die dann in prospektiven Studien evaluiert werden müßten.

5.1. Wesentliche Ergebnisse der Studie

Nach den Resultaten unserer Untersuchung ist ein Einfluß der antiepileptischen Langzeitmedikation auf das relative Körpergewicht im Sinne einer Erhöhung wahrscheinlich, wobei zwischen den einzelnen Antiepileptika keine Unterschiede nachweisbar sind. Hinsichtlich der Frage der möglichen Teratogenität von Antiepileptika belegt unsere Studie die aus der Literatur bekannten Häufigkeitszahlen, trägt aber darüber hinaus erwartungsgemäß nicht zur weiteren Klärung bei; hierzu sind Multicenter-Studien mit hohen Fallzahlen erforderlich. Bestätigt fanden wir den Zusammenhang zwischen dem Syndrom der frozen shoulder und der Einnahme von Primidon oder Phenobarbital. Eine ähnliche Konstellation zeigte sich auch bei der Dupuytren'schen Kontraktur, so daß es nicht überrascht, daß beide Nebenwirkungen häufiger bei denselben Probanden zu beobachten waren als rechnerisch erwartet. Ein Zusammenhang zwischen dem Bestehen einer Dupuytren'schen Kontraktur und den Serumspiegeln der Leberenzyme fand sich in unserem Kollektiv nicht. Obstipation wurde von unseren Patienten häufig angegeben, ohne daß sich einzelne Antiepileptika als besonders einflußreich erwiesen. Übelkeit und Erbrechen wurden dagegen vor allem bei Einnahme von Valproat und Ethosuximid geklagt. Extrapyramidale Nebenwirkungen sind nach unseren Befunden unter antiepileptischer Langzeitmedikation selten, meist nur milde ausgeprägt und vorübergehend und lassen sich nicht bestimmten Antiepileptika zuordnen. Für die Manifestation zerebellärer Störungen spielt nach unseren Resultaten die Zahl der großen Anfälle keine

Rolle, dagegen erscheint eine Vorschädigung des Gehirns – symptomatische Epilepsie – wichtig, aber keineswegs obligat; die Phenytoineinnahme ist wesentlich, aber nicht allein entscheidend für das Auftreten dieser Nebenwirkung, das deutlich von der Gesamtdosis und der Tagesmenge der Antiepileptika sowie von der Therapiedauer beeinflußt wird, nicht dagegen von der maximalen Tagesdosis, in der Phenytoin gegeben wurde. Bei der Gingivahyperplasie bestätigt unsere Studie die Bedeutung der Einnahme von Phenytoin und Mesantoin, zeigt aber andererseits, daß auch unter anderen Antiepileptika, insbesondere unter Primidon, in seltenen Fällen diese Nebenwirkung beobachtet werden kann. Generell war die Manifestation der Gingivahyperplasie abhängig von Dosis und Dauer der Medikation. Es bestand in unserem Kollektiv eine Tendenz zu niedrigen Parathormonkonzentrationen bei Patienten mit Gingivahyperplasie, ein Befund, dem weiter nachgegangen werden sollte. Wir fanden dagegen keinen Zusammenhang zwischen Manifestation einer Gingivahyperplasie und einer IgA-Erniedrigung im Serum. Entsprechend der Ätiologie war ein gemeinsames Vorkommen von zerebellären Störungen und Gingivahyperplasie beim selben Patienten in unserem Kollektiv gehäuft anzutreffen. Neurographische Auffälligkeiten mit Verlangsamung der Nervenleitgeschwindigkeiten beobachteten wir bei einem Fünftel unserer Patienten, wobei sich eindeutige Beziehungen zu Gesamtmenge und durchschnittlicher Tagesdosis der Antiepileptika ergaben. Es zeigte sich bei den Monotherapierten kein besonderer Einfluß des Phenytoins auf die neurographischen Parameter, so daß nach unseren Befunden – zumindest für die unter Langzeitmedikation beobachteten Fälle von medikamentös induzierter Polyneuropathie – der Begriff der Hydantoin-Polyneuropathie nicht mehr verwendet werden sollte. Ähnliches gilt für Zeichen einer myasthenischen Reaktion, die wir neurophysiologisch aber nur bei einem sehr kleinen Teil unseres Kollektivs nachweisen konnten, wobei Patienten unter Phenytoinmedikation keineswegs besonders betroffen waren. Die Konzentrationsleistungen lagen bei unseren Patienten im Durchschnitt unter der Norm, wobei einerseits deutliche Beziehungen zur Medikation bestanden, andererseits Unterschiede zwischen Anfallskranken mit idiopathischer und symptomatischer Epilepsie. Bei den Monotherapierten fand sich speziell für diejenigen unter Primidonmedikation eine Tendenz zu niedrigen Werten, ein Befund, dem in prospektiven Studien nachgegangen werden sollte. Von anderen Autoren postulierte Zusammenhänge zwischen Konzentrationsfähigkeit und Folatstatus können wir nicht bestätigen. Bei den Knochendichtewerten, die im Mittel unter denen eines Normalkollektivs lagen, fehlten Beziehungen zu den Konzentrationen von Calcium, Parathormon und Vitamin D, selbst wenn man bei letzterem saisonale Schwankungen berücksichtigte. Lediglich mit der alkalischen Phosphatase bestanden Korrelationen, die den Wert dieser Laboruntersuchung zur frühzeitigen Aufdeckung von Osteopathien bestätigen. Die Therapiedauer hatte nach unseren Resultaten ebensowenig einen Einfluß auf die Knochendichte wie Art und Menge der Medikation. Hinsichtlich des Auftretens von Hypertrichose unter antiepileptischer Langzeitmedikation konnten wir die Bedeutung der Phenytoineinnahme bestätigen, dagegen war bei der Alopezie keine entscheidende Rolle einer Valproatmedikation festzustellen. Pigmentstörungen zeigten in unserem Kollektiv auch einige Patienten, die weder Phenytoin noch Mesantoin eingenommen hatten. Für die Ausbildung einer Akne, die wir bei fast einem Fünftel unseres Kollektivs beobachteten, spielen nach unseren Befunden möglicherweise Phenobarbital und Sultiam eine besondere Rolle, weitere Untersuchungen hierzu erscheinen angezeigt. Bei den Enzymkonzentrationen im Serum bestätigte sich eindrucksvoll die aus der Literatur bekannte Erhöhung der Gammaglutamyltranspeptidase und der alkalischen Phosphatase, wobei speziell die Antiepileptika mit enzyminduzierender Potenz eine entsprechende Wirkung aufwiesen. Von besonderem Interesse sind die Beziehungen der Gammaglutamyltranspeptidase mit dem Lipidstatus, und zwar nicht nur mit den Triglyceriden – dies ist aus der Literatur bereits bekannt – sondern auch mit einer Reihe weiterer Lipide. Dieser Befund sollte sicherlich Anlaß zu entsprechenden Untersuchungen auch bei Normalkollektiven sein. Bei der Aspartataminotransferase fiel ein höherer Durchschnittswert unter Valproat-Monotherapie im Vergleich zu den übrigen Antiepileptika auf, bei der Alaninaminotransferase ein Unterschied zwischen Carbamazepin und den übrigen drei bei den Monotherapierten untersuchten Antiepileptika, die jeweils höhere Konzentrationen aufwiesen. Ursache und Wertigkeit dieser Befunde sind noch unklar. Bei den Elektrolyten zeigte Calcium negative Korrelationen mit den medikamentösen Parametern sowie – statistisch allerdings nicht zu sichernde – niedrigere Durchschnittswerte unter enzyminduzierenden Antiepileptika als unter Valproat. Bei Chlorid überraschte eine positive Korrelation mit der durchschnittlichen Tagesdosis enzyminduzierender Antiepileptika bei den Frauen, Kalium lag bei den Anfallskranken niedriger als beim Kontrollkollektiv. Die Bedeutung dieser Befunde ist ebenso unklar wie die positive Beziehung zwischen Phenytoin-Serumspiegel und Natrium bei den mit Phenytoin monotherapierten Frauen und Phenobarbital-Serumspiegel und Natrium bei den mit Primidon monotherapierten Männern. Die recht deutlich ausgeprägte, offenbar durch die Antiepileptikamedikation bedingte Erniedrigung der Nierenwerte, besonders des Kreatinins, wurde unseres Wissens in der Literatur bisher nicht mitgeteilt und verdient sicher weitere Beachtung. Bekannt dagegen ist die Bilirubinerniedrigung unter enzyminduzierenden Antiepileptika, die sich in unserer Studie eindrucksvoll bestätigte. Neu wiederum ist der Befund einer Erniedrigung der Harnsäure durch enzyminduzierende Antiepileptika, die sich für beide Geschlechter recht deutlich fand und Anlaß zu weiteren Untersuchungen sein sollte; möglicherweise könnte hierbei ein zusätzliches Therapieprinzip für Hyperurikämien resultieren. Bei den Lipiden fand sich ein höherer Cholesterolwert bei den Epileptikern, der allerdings nach unseren Befunden nicht aus einer Erhöhung der HDL-Fraktion – wie in der Literatur beschrieben –, sondern der LDL- und VLDL-Fraktion resultiert. Weiter erforscht werden sollten die Beziehungen zwischen den Apolipoproteinen A_1, A_2 und B und einigen medikamentösen Parametern, ebenso die positive Beziehung zwischen Phospholipiden und Carbamazepinkonzentration im Serum bei den Monotherapierten. Weiterhin sollte möglichen Beziehungen zwischen einigen Lipiden und neurographischen Parametern, die sich in unserer Untersuchung zeigten, nachgegangen werden. Bei den Immunglobulinen fand sich für IgA und IgG ein Abfall in den beiden ersten Jahren der Antiepileptikatherapie mit Anstieg der Konzentrationen im späteren Verlauf der Behandlung. Die IgA-Spiegel bei den Monotherapierten unterschieden sich nicht nennenswert, insbesondere sahen wir keine Unterschiede zwischen mit Phenytoin und Carbamazepin behandelten Anfallskranken; dagegen zeigten beim IgG die mit Valproat therapierten Patienten eindeutig höhere Werte als die unter Phenytoin, Carbamazepin oder Primidon stehenden. Im Blutbild fiel eine Tendenz zur Makrozytose auf, die aber im Vergleich zum Kontrollkollektiv nicht einherging mit einer Anämie. Die Leukozytenzahlen scheinen nach unseren Befunden auch bei chronischer Medikation durch die Antiepileptika negativ beeinflußt zu werden, wobei insbesondere die Lymphozyten bei Therapie mit Primidon, Carbamazepin und Phenytoin betroffen waren. Die Eosinophilen zeigten dagegen eine positive Beziehung zu medikamentösen Parametern, und zwar zu Gesamt- und Tagesdosis. Bemerkenswert erscheint weiterhin, daß die Thrombozytenzahl bei den mit Valproat monotherapierten nicht niedriger lag als bei den mit Phenytoin, Primidon oder Carbamazepin behandelten Patienten. Ein überraschendes Ergebnis unserer Studie war die Menge an möglichen Zusammenhängen zwischen der Langzeiteinnahme von Antiepileptika und Vitaminstatus. Wir fanden bei männlichen und weiblichen Epileptikern eine schlechtere Versorgungslage für Vitamin B_2, Biotin, Folat und 25-Hydroxycalciferol; bei den Männern fiel zusätzlich ein schlechterer Vitamin-B_6-, -B_{12}- und -E-Status, bei den Frauen ein schlechterer Vitamin-A-Status auf. Von ganz besonderem Interesse erscheint die deutliche Biotinerniedrigung, die Anlaß zu weiteren Untersuchungen wurde, die die biochemische Relevanz dieses Befundes bestätigen. Die daraufhin entwickelte Biotin-Hypothese, wonach die Erniedrigung des Biotins – ähnlich wie die des Folats – ein Faktor im Wirkmechanismus von Antiepileptika sein könnte, sollte zunächst tierexperimentell evaluiert werden. Beim Vergleich der Vitaminwerte von Patienten mit idiopathischer und symptomatischer Epilepsie ergab sich kein Hinweis darauf, daß eine Vitaminerniedrigung durch das Grundleiden selbst bedingt ist; vielmehr erbrachte die Berechnung möglicher Beziehungen zwischen durchschnittlichen Tagesdosen und Gesamtmenge sowie Dauer der antiepileptischen Therapie bei einer Reihe

130

von Vitaminen (B$_1$, B$_2$, B$_6$, Biotin, Folat, C. β-Carotin, D, E) Hinweise auf eine mögliche Beeinflussung des Vitaminstatus durch die antiepileptische Medikation. Dieser Eindruck wurde noch verstärkt bei der Betrachtung der Patienten unter Monotherapie: Für die Vitamine der B-Gruppe sowie Folat zeigten sich bei Einnahme von enzyminduzierenden Antiepileptika eindeutig schlechtere Spiegel als unter Monotherapie mit Valproat. Bei Überprüfung möglicher Zusammenhänge zwischen Vitaminstatus und weiteren bekannten Nebenwirkungen von Antiepileptika fand sich – wie bereits erwähnt – kein Zusammenhang zwischen dem Mineralgehalt des Knochens und dem Vitamin-D-Spiegel, auch unter Berücksichtigung saisonaler Schwankungen des Vitamin D.Keine Verbindung war herzustellen zwischen neurographischen Parametern und den neurotropen Vitaminen der B-Gruppe, die auch keinen Einfluß auf die Konzentrationsleistung zeigten; dagegen wurde bei Patientinnen mit schlechteren Ergebnissen bei der Überprüfung der Funktion des zentralen und peripheren Nervensystems eine Tendenz zu niedrigeren Vitamin-C-Spiegeln beobachtet. Mögliche Verbindungen wurden zwischen dem Immunstatus und Vitamin B$_6$ sowie Biotin festgestellt. Bei Korrelation der Vitaminwerte mit den Lipiden fanden sich neben den bekannten Beziehungen zu den fettlöslichen Vitaminen die eingangs erwähnten, bisher nur tierexperimentell beschriebenen Verknüpfungen mit dem Vitamin-B$_6$-Status. Eine Tendenz zu Veränderungen des roten Blutbildes im Sinne einer makrozytären Anämie zeigte sich für beide Geschlechter bei niedrigen Vitamin-C-Werten, für die Männer zusätzlich bei niedrigen Riboflavinspiegeln. Zerebelläre Störungen gingen mit einem schlechteren Status von Folat, Vitamin C und D, möglicherweise auch Biotin einher. Die Manifestation von Akne könnte beeinflußt sein durch Biotin und Vitamin E, in sehr diskretem Ausmaß auch durch Folat, die Gingivahyperplasie durch Riboflavin und Biotin, fraglich auch durch Vitamin C, 25-Hydroxycholecalciferol und Folat. Bei den Hormonen fiel eine deutliche Erniedrigung der Insulinkonzentration im Serum bei offenbar erhöhter Insulinsensitivität in der Peripherie auf. Es fand sich kein Hinweis auf eine generelle Induktion der ADH-Sekretion durch Carbamazepin, sondern eher eine ADH-Erniedrigung unter Carbamazepin-Monotherapie, zumindest im Vergleich zu Valproat; dies könnte für die Richtigkeit der Annahme sprechen, daß die Sensitivität der Niere für ADH unter Carbamazepin erhöht ist. Die Erniedrigung des Gesamtthyroxins unter antiepileptischer Langzeitmedikation fanden wir bestätigt, und zwar nicht nur für Phenytoin, sondern für alle enzyminduzierenden Antiepileptika, wobei klinisch offenbar keine nennenswerte Relevanz besteht. Die FSH-Konzentrationen, nur bei einem relativ kleinen Teil der Frauen bestimmt, zeigten sich durch die Antiepileptikadosis positiv beeinflußt, ein Befund, der an größeren Kollektiven überprüft werden sollte. Testosteron im Serum lag unter Phenytoin und Primidon bei monotherapierten Männern höher als unter Carbamazepin und Valproat; die

beschriebene Erhöhung des Gesamttestosterons unter Antiepileptika
scheint somit nicht Ausdruck der Enzyminduktion in der Leber zu sein, vielmehr sind medikamentenspezifische Einflüsse auf den Testosteron-Metabo-
lismus denkbar.

5.2. Folgerungen für die Praxis

Für die Betreuung des Anfallskranken in der Praxis ergibt sich aus der vorliegenden Untersuchung trotz der Vielzahl der gefundenen Auffälligkeiten
ein beruhigendes Fazit; eine regelmäßige Durchführung von exzessiven
Labor- und sonstigen Hilfsuntersuchungen erscheint nach unseren Ergebnissen nicht notwendig. Die für praktische Belange bedeutungsvollen Konsequenzen sollen im folgenden kurz zusammengefaßt werden:

1. Bei den medikamentös gut eingestellten Anfallskranken, die sich in
   halbjährlichen oder jährlichen Abständen zur Kontrolluntersuchung
   beim Arzt vorstellen, sollte anamnestisch und klinisch nach Gingivahyperplasie, Dupuytren'scher Kontraktur, extrapyramidalen und zerebellären Symptomen, Gelenks-, insbesondere Schultergelenksbeschwer-
   den, Potenzstörungen, Polyneuropathiezeichen, myasthenischen Störungen, Muskelfaszikulieren, Konzentrationsmangel sowie dermatolo-
   gischen Auffälligkeiten wie Akne, Dermatitis, Chloasma, Alopezie und
   Hypertrichose gefahndet werden. Besonderes Augenmerk sollte auf
   gastrointestinale Störungen gelegt werden. Bei ausgeprägten Befunden
   und/oder Beschwerden sollte eine Umstellung der Medikation erwogen
   werden. Bei der Beratung hinsichtlich Schwangerschaften ist auf die
   niedrige Manifestationsrate teratogener Schäden hinzuweisen sowie auf
   die Gefährdung des Foeten durch Grand-mal-Anfälle; Ratschläge zur
   Einnahme bestimmter Antiepileptika bei Schwangerschaft können
   beim derzeitigen Stand des Wissens nicht gegeben werden.
2. Hinsichtlich des möglichen Vorliegens einer Osteopathie erscheint von
   den Laborwerten die alkalische Phosphatase am aussagekräftigsten; die
   Bestimmung dieses Enzyms sollte bei den ambulanten Kontrollen routi-
   nemäßig erfolgen, während auf die Analytik von 25-Hydroxycalciferol,
   Parathormon, Calcium und anorganischem Phosphat verzichtet werden
   kann. Wesentlich sind dagegen radiologische Kontrollen, möglichst des
   Handskeletts, oder – falls verfügbar – knochendensitometrische Verfahren.
3. Die routinemäßige Durchführung einer Neurographie erscheint nicht
   notwendig; beobachteten wir Anomalien hierbei doch nur in relativ diskretem Ausmaß. Eine entsprechende Untersuchung braucht nur bei

Vorliegen klinischer oder anamnestischer Hinweise auf das Bestehen einer Polyneuropathie zu erfolgen.

4. Die Bestimmung der Leberenzyme im Serum, die zu Beginn der Therapie bei Erwachsenen wegen der Möglichkeit fataler Hepatitiden in kurzfristigen Abständen durchgeführt werden muß, erscheint bei Langzeittherapie wenig relevant; finden sich hier doch Erhöhungen speziell der Gammaglutamyltranspeptidase in einem hohen Prozentsatz, ohne daß sich hieraus Konsequenzen für die Therapie ergeben.

5. Nierenwerte, Bilirubin und Harnsäure lagen bei den Epileptikern günstiger, so daß sich eine Bestimmung bei den routinemäßigen Kontrollen erübrigt.

6. Die Analytik der Blutfette unter Antiepileptikaeinnahme ist von wissenschaftlichem Interesse, für die Praxis aber ohne Notwendigkeit.

7. Einen echten IgA-Mangel fanden wir bei keinem der von uns untersuchten Anfallskranken; entsprechende Untersuchungen erübrigen sich demnach für die Routine.

8. Das Auftreten von Leukopenien ist nach unseren Resultaten auch unter Langzeitmedikation nicht auszuschließen, eine Bestimmung der Leukozytenzahl ist also sinnvoll. Beim roten Blutbild geht die Neigung zu Megaloblastose nicht mit Anämien einher, so daß die routinemäßige Bestimmung des roten Blutbildes unnötig erscheint.

9. Die Vitaminanalytik, die so viele Auffälligkeiten bei den Anfallskranken aufzeigte, ist zwar von großem wissenschaftlichen Interesse, entbehrt aber beim derzeitigen Stand unserer Kenntnisse der klinischen Relevanz. Dies gilt auch für Folat, bei dem sich auch bei Feststellung eines erniedrigten Wertes keine Indikation zu einer Substitution ergibt. Auf die offenbar recht geringe Aussagekraft des Vitamin-D-Spiegels bei der Diagnostik einer Osteopathie wurde bereits hingewiesen.

10. Die Auffälligkeiten im Hormonstoffwechsel gingen bei unserem Kollektiv nicht mit faßbaren klinischen Konsequenzen einher. Auch hier brauchen entsprechende Untersuchungen nur bei klinischen oder anamnestischen Hinweisen – etwa auf eine Hypothyreose oder eine Störung im Bereich der Sexualhormone – zu erfolgen.

Abschließend sollte bei allem Interesse für die Nebenwirkungen von Antiepileptika bei Langzeiteinnahme nicht vergessen werden, daß schwere Komplikationen, die zur Umstellung der Medikation zwingen, im Vergleich zur großen Zahl der behandelten Patienten sehr selten sind. Für keines der heute gebräuchlichen Medikamente kann nach den Resultaten der vorliegenden Studie eindeutig gesagt werden, daß es nach Möglichkeit nicht mehr angewendet werden sollte; nur bei Phenytoin ist eine gewisse Einschränkung zu machen: Wurde doch das bevorzugte Auftreten von Gingivahyperplasie und zerebellären Störungen unter diesem Wirkstoff wiederum belegt.

Die generellen Unterschiede, die wir bei einer Reihe von Laborwerten zwischen enzyminduzierenden und nicht enzyminduzierenden Antiepileptika fanden, sind in ihrer Wertigkeit noch unklar – handelt es sich doch zum Teil um Prozesse, die für den biochemischen Wirkmechanismus der einzelnen Antiepileptika möglicherweise bedeutungsvoll sind bzw. um Nebenwirkungen, die bei bestimmten anderen Erkrankungen wie Hyperurikämie und Hyperbilirubinämie von Nutzen sein könnten. Aus den Resultaten der Laboranalysen können zum jetzigen Zeitpunkt mit Sicherheit keine gezielten Empfehlungen zum Einsatz des einen bzw. zur Nichtverwendung eines anderen Wirkstoffs abgeleitet werden. Die Ergebnisse unserer Studie mögen vielmehr Anregung zur weiteren Auseinandersetzung mit den vielfältigen Auswirkungen der Antiepileptika auf klinische, neurophysiologische, radiologische und chemische Parameter sein mit dem Ziel, die Therapie der Anfallskrankheiten noch effizienter und risikoärmer zu gestalten.

Summary

A group of 610 epileptics aged between 20 and 40 years and under long-term anticonvulsant therapy was examined to investigate possible influences of medication (i.e. type, total amount, daily dose and serum level of antiepileptic drugs as well as duration of therapy) on clinical signs and symptoms, anamnestically reported disturbances, anthropometric data, neurographic parameters, concentration performance, bone density and a variety of hematochemical parameters, including enzymes, haematological parameters, electrolytes, renal parameters, uric acid, glucose, bilirubin, lipids, immunoglobulins, vitamins and hormones. Most of the laboratory results were compared to data obtained from a normal population of the same age group and the same geographical region.

The results of our study suggest an influence of long-term anticonvulsant medication on relative body weight, probably resulting in increased weight, without, however, revealing specific differences among the antiepileptic drugs. Regarding potential teratogenic properties of anticonvulsants, our findings confirm the frequency statements of the literature. We found evidence for a link between the "frozen shoulder" syndrome and primidone or phenobarbital intake. A similar constellation was observed in the case of Dupuytren's contracture; thus, it is not surprising that a combination of these two side effects was found more often in one proband than would have been expected according to calculations. There was no connection between Dupuytren's contracture and hepatic enzyme serum levels in our patients. Constipation was frequent among our patients, but there was no evidence for a specific influence of a particular anticonvulsant. In contrast, nausea and emesis were reported by epileptics under valproate sodium or ethosuximide medication in particular. According to our findings, extrapyramidal side effects were rare in patients under long-term anticonvulsant therapy; in most cases, they occurred in a discrete and transient form and could not be linked to specific antiepileptic drugs. Our data suggest that in manifestations of cerebellar disturbances the number of grand mal seizures is irrelevant, while prior cerebral damage — i.e. symptomatic epilepsy — seems to be important but not essential. Phenytoin intake is an important though not decisive factor in the occurrence of this side effect, which is clearly influenced by the total amount and the daily dosage of anticonvulsants as well as by the duration of therapy, but not by the maximum daily dose of phenytoin administered. In the case of gingival hyperplasia, the study confirms the importance of phenytoin and mesantoin intake, but also illustrates the occurrence of this side effect in rare cases even under therapy with other anticonvulsants, particularly primidone. In general, manifestation of gingival hyperplasia depended on dosage and duration of therapy. In patients with gingival hyperplasia, we noted a tendency towards lowered parathormone concentrations, while no connection between gingival hyperplasia and reduced immunoglobulin A serum levels was detectable. In accordance with etiology, there was an increased frequency of combinations of cerebellar disturbances and gingival hyperplasia in the same patient. Neurographic disturbances together with reduced nerve conduction velocity were observed in one fifth of our patients, and there were distinct relations to total amount and mean daily dose of anticonvulsants. The group of monotherapied epileptics gave no indication of a specific influence of phenytoin on neurographic parameters. We therefore suggest that the term "hydantoin polyneuropathy" no longer be used — at least for cases of drug-induced polyneuropathy as observed under long-term medication. Almost the same applies to signs of myasthenic reaction, which we confirmed neurophysiologically for only a very small portion of the epileptics; patients under phenytoin medication were not particularly affected either. Concentration performance in our epileptics, who averaged sub-standard values, showed distinct relations to medication while revealing differences between patients with idiopathic and those with symptomatic epilepsy. In the group of epileptics under monotherapy, we found a tendency towards lower values, particularly in patients receiving primidone monotherapy. Relations between concentration performance and folate status, as suggested by other authors, were not observed. The values of bone density, the average data of which were below those of a normal population, failed to show relations to calcium, parathormone or vitamin D, even when seasonal variations were taken into account in the latter case. There were correlations only with alkaline phosphatase, a result emphasizing the importance of alkaline phosphatase testing for early detection of osteopathy. According to our findings, neither duration of therapy nor type or amount of drug had any impact on bone density. Whereas our findings provided evidence for the importance of phenytoin intake in the occurrence of hypertrichosis under long-term anticonvulsant therapy, we failed to identify valproate sodium medication as a decisive factor in the occurrence of alopecia. Some individuals in our population exhibited signs of pigment disturbances even without prior phenytoin or mesantoin medication. Our results indicate a specific influence of phenobarbital and sultiam in manifestations of acne, a side effect observed in nearly one fifth of our population.

Regarding enzyme concentrations in serum, our data impressively confirm increased gamma-glutamyltranspeptidase and alkaline phosphatase levels cited in the literature, while illustrating the specific activity of enzyme-

inducing anticonvulsants. Of special interest are the relations of gamma-glutamyltranspeptidase to the lipid status, and here, not only the relations to
the triglycerides, which have already been reported in the literature, but also
to a number of other lipids. For aspartate aminotransferase we stated a higher mean value for valproate sodium monotherapy than for the remaining
anticonvulsants; for alanine aminotransferase we noted a difference between carbamazepine and the other three anticonvulsants investigated in the
group of monotherapied patients (i.e. phenytoin, primidone, valproate
sodium), each of which displayed higher concentrations.

With regard to electrolytes, calcium was negatively correlated with the
drug parameters and showed — though this was not statistically verified —
lower mean values with enzyme-inducing anticonvulsants than with valproate sodium. In the case of chloride, we found an unexpected positive correlation with the average daily dose of enzyme-inducing drugs in the fe-
males, and kalium levels in the epileptics were lower than in the control
group. The meaning of these findings is as obscure as is the positive relation
between phenytoin serum levels and natrium in female epileptics under phenytoin monotherapy and the relationship between phenobarbital serum
levels and natrium in males under primidone monotherapy.

The marked decrease in renal parameters, most pronounced in the case
of creatinine, and obviously caused by antiepileptic medication, has to our
knowledge not been referred to in the literature and might therefore deserve
further attention. Bilirubin reduction under enzyme-inducing anticonvulsants, impressively reflected in this study, has however long been known,
whereas the reduction in uric acid through enzyme-inducing antiepileptic
drugs, a prominant feature in both sexes, is a new finding.

The lipids revealed higher cholesterol values for epileptics, which,
according to our data and in contrast to the literature, were not caused by an
increase of the HDL but rather, of the LDL fraction. Further investigations
should include relations between the apolipoproteins A_1, A_2 and B and some
drug parameters in addition to the positive relation between phospholipids
and carbamazepine concentrations in serum of patients under monotherapy.
Possible relations among some lipids and neurographic parameters, as dis-
closed in this study, should also be further explored.

Regarding the immunoglobulins, IgA and IgG levels revealed a decrease
during the first 2 years of antiepileptic treatment, while concentrations
increased in the further course of therapy. IgA levels in patients under monotherapy showed no marked differences; in particular, there was no difference
between epileptics under phenytoin and those under carbamazepine therapy, whereas in the case of IgG patients under valproate sodium exhibited
significantly higher values than those under phenytoin, carbamazepine or
primidone.

With regard to haematological parameters, there was a tendency towards macrocytosis, which, in contrast to the control population, was not associated with anaemia. According to our results, leucocyte counts appeared to be negatively influenced even by long-term anticonvulsant medication, with lymphocytes being particularly affected under primidone, carbamazepine and phenytoin therapy. The eosinocytes, on the other hand, revealed a positive relation to drug parameters, i. e. to total amount and daily dose. In this context, it is worth mentioning that thrombocyte counts in patients receiving valproate sodium monotherapy revealed values no lower than those in patients under phenytoin, primidone or carbamazepine medication.

Another surprising finding of our study was the wide range of possible links between long-term anticonvulsant therapy and the vitamin status. In both male and female epileptics, we noted a poorer supply of vitamin B_2, biotin, folate and 25-hydroxy-calciferol; in addition, the male patients exhibited reduced vitamin B_6, B_{12} and vitamin E levels, whereas the female patients showed lowered Vitamin A concentrations. A most interesting feature is the pronounced reduction in biotin levels. Comparison of vitamin concentrations among patients with idiopathic and symptomatic epilepsy did not indicate that reduced vitamin concentrations were caused by the underlying disease; instead, calculation of possible relations between average daily dose, total amoung of drugs and duration of therapy indicated an influence of antiepileptic medication on the vitamin status for some vitamins (vitamins B_1, B_2 and B_6; β-carotene; vitamins C and E; biotin; folate and vitamin D). This impression was strengthened by the patients under monotherapy: The levels of the B-group vitamins and folate were considerably lower in the case of enzyme-inducing anticonvulsant medication than under monotherapy with valproate sodium. Upon revision of possible connections between vitamin status and further known side effects of anticonvulsants, we found — as already mentioned — no link between bone mineral content and vitamin D level, even when seasonal variations in the vitamin D status were taken into account. No relationship could be established between neurographic parameters and the neurotropic vitamins of the B group, which themselves showed no influence on concentration performance. In contrast to this, female epileptics with poorer results in tests of the function of the central and the peripheral nervous system displayed a tendency towards lowered vitamin C levels. There were indications of potential links between immunological status and both vitamin B_6 and biotin. Upon correlation of vitamins with lipids, we identified the already known relations to the fat-soluble vitamins and detected the above-mentioned relations to vitamin B_6 status, which have so far only been described in animal experiments. A tendency towards macrocytic anaemia was observed for both sexes in the context of low vitamin C levels, furthermore for epileptics in combination with low riboflavin concentrations. Cerebellar disturbances were associated with

138

reduced concentrations of folate, vitamin C or D and possibly biotin. According to our data, manifestation of dermatitis might be linked to the vitamin B_2 status, while occurrence of acne may be influenced by biotin and vitamin E and even folate. Incidence of gingival hyperplasia could be related to riboflavin and biotin, and possibly even to vitamin C, 25-hydroxy-cholecalciferol and folate.

In the case of hormones, we observed a marked reduction of insulin concentrations in serum, obviously associated with increased peripheral insulin sensitivity. There was no indication of a general induction of ADH secretion by carbamazepine; instead, the data from patients under monotherapy with carbamazepine suggested a reduction of ADH, at least against the background of valproate sodium results. The latter finding is apt to support the idea of increased ADH sensitivity of the kidney under carbamazepine medication. We found evidence for a reduction of total thyroxine under long-term anticonvulsant therapy, not only under phenytoin but also in all cases of therapy with enzyme-inducing anticonvulsants. This reduction, however, seems to be of little clinical relevance. FSH concentrations, which were assessed in only a relatively small portion of the female epileptics, appeared to be positively influenced by anticonvulsant dose; we therefore suggest further investigations to be carried out in larger populations. Testosterone concentrations in serum were higher in male epileptics under phenytoin or primidone monotherapy than under exclusive treatment with carbamazepine or valproate sodium. Thus, the reported increase in total testosterone under anticonvulsant medication presumably does not reflect hepatic enzyme induction. Instead, drug-specific influences on testosterone metabolism might be considered to be responsible for the increase.

Literatur

1. Aarli, J.A.: Drug-induced IgA deficiency in epileptic patients, Arch. Neurol., 33 (1976a) 296–299
2. Aarli, J.A.: Changes in serum immunoglobulin levels during phenytoin treatment of epilepsy, Acta Neurol. Scand., 54 (1976b) 423–430
3. Aarli, J.A.: Phenytoin-induced depression of salivary IgA and gingival hyperplasia, Epilepsia, 17 (1976c) 283–291
4. Aarli, J.A.: Effect of phenytoin on the immune system, in: T.M. Hassel, M.C. Johnston and K.H. Dudley (Eds): Phenytoin-Induced Teratology and Gingival Pathology, Raven Press, New York, 1980, 25–34
5. Aarli, J.A., Tönder, O.: Effect of antiepileptic drugs on serum and salivary IgA, Scand. J. Immunol., 4 (1975) 391–396
6. Andersen, P., Mosekilde, L.: Immunoglobulin levels and autoantibodies in epileptics on long-term anticonvulsant therapy, Acta Med. Scand., 201 (1977) 69–74
7. Andreasen, P.B., Lyngbye, J., Trolle, E.: Abnormalities in liver function tests during long-term diphenylhydantoin therapy in epileptic outpatients, Acta Med. Scand., 194 (1973) 261–2641
8. Arab, L., Schellenberg, B., Schlierf, G.: Ernährung und Gesundheit: Eine Untersuchung bei jungen Frauen und Männern in Heidelberg, Karger, Basel – München – Paris – London – New York, 1981
9. Arab, L., Schellenberg, B., Schlierf, G.: Nutrition and health. A survey of young men and women in Heidelberg, Ann. Nutr. Metab., 26 (suppl. 1) (1982) 1–244
10. Ashton, M.G., Ball, S.G., Thomas, T.H., Lee, M.R.: Water intoxication associated with carbamazepine treatment, Br. Med. J., 1 (1977) 1134–1135
11. Babcock, J.R.: Incidence of gingival hyperplasia associated with Dilantin therapy in hospital population, J. Am. Dent. Assoc., 71 (1965) 1447–1450
12. Babcock, J.R., Commiskey, L.V., White, G.O.: Oral bilateral symmetrical fibromas, Oral Surg., 21 (1966) 4–8
13. Barragry, J.M., Makin, H.L.J., Trafford, D.J.H., Scott, D.F.: Effect of anticonvulsants on plasma testosterone and sex hormone binding globuline levels, J. Neurol. Psychiatry, 41 (1978) 913–914
14. Bartels, H., Kleist, D. von: Der diagnostische Wert der Aktivitätsbestimmung der Gamma-Glutamyl-Transpeptidase im Serum, Mschr. Kinderheilk., 119 (1971) 334–336
15. Bartels, H., Petersen, C., Schulze, W.: Der Einfluß von antikonvulsiver Langzeitbehandlung auf die Aktivitäten einiger in der Diagnostik hepatobiliärer Erkrankungen gebräuchlicher Serumenzyme, Mschr. Kinderheilk., 122 (1974) 674–675
16. Bartels, H., Evert, W., Hauck, W., Petersen, C., Putzki, H., Schulze, W.: Significance of increased serum gamma-glutamyl-transferase activity during long-term anticonvulsive treatment. Clinical and experimental studies, Neuropädiatrie, 6 (1975) 77–89
17. Bartels, H., Iffland, E., Lagenstein, I.: Gerinnungsphysiologische Untersuchungen bei 54 mit Dipropylessigsäure behandelten Patienten, Med. Welt, 27 (1976) 2519–2521

18. Bell, D., Pak, Y.C., Zerwekh, J., Barilla, D.E., Vasko, M.: Effect of phenytoin on bone and vitamin D metabolism, Ann,. Neurol., 5 (1979) 374–378
19. Bellman, M.H., Haas, L.: Toxic reaction to phenytoin, Br. Med. J., 2 (1974) 256–357
20. Belsey, R.E., DeLuca, H.F., Potts jr., J.T.: A rapid assay for 25-OH-vitamin D_3 without preparation chromatography, J. Clin. Endocr., 38 (1974) 1046
21. Berg, M.J., Rivey, M.P., Vern, B.A., Fischer, L.J., Schottelius, D.D.: Phenytoin and folic acid, individualized drug-drug interaction, Ther. Drug. Monit., 5 (1983) 395–399
22. Berlit, P., Krause, K.-H., Heuck, C.C., Schellenberg, B.: Serum lipids and anticonvulsants, Acta Neurol. Scand., 66 (1982) 328–334
23. Berry, J.L., Mawer, E.B., Walker, D.A., Carr, P., Adams, P.H.: Effect of antiepileptic drug therapy and exposure to sunlight on vitamin D status in institutionalised patients, in: J. Oxley, D. Janz, H. Meinardi (Eds.), Chronic Toxicity of Antiepileptic Drugs, Raven Press, New York, 1983, 185–192
24. Beutler, E.: Drug-induced anemia, Fed. Proc., 31 (1972) 141–146
25. Birket-Smith, E., Krogh, E.: Motor nerve conduction velocity during diphenylhydantoin intoxication, Acta Neurol. Scand., 47 (1971) 265–271
26. Black, M., Sherlock, S.: Treatment of Gilbert's syndrome with phenobarbitone, Lancet, i (1970) 1359–1361
27. Bonjour, J.-P.: Vitamins and alcoholism. III. Vitamin B_6, Int. J. Vitam. Nutr. Res., 50 (1980) 215–230
28. Bonjour, J.-P.: Biotin-dependent enzymes in inborn errors of metabolism in humans, Wld. Rev. Nutr. Diet., 38 (1981) 1–88
29. Bonjour, J.-P.: Biotin, in: L.J. Machlin (Ed.): Handbook on Vitamins, Marcel Dekker, New York, 1984, 403–435
30. Booker, H.E., Chun, R.W.M., Sanguino, M.: Myasthenia gravis syndrome associated with trimethadione, J.A.M.A., 212 (1970) 2262–2263
31. Borey, A., Koller, W.: Phenytoin-induced dystonia, Ann. Neurol., 14 (1983) 92–93
32. Botez, M.I., Fontaine, F., Botez, T., Bachevalier, J.: Folate-responsive neurological and mental disorders. Report of 16 cases, Eur. Neurol., 16 (1977) 230–246
33. Botez, M.I., Joyal, C., Maag, U., Bachevalier, J.: Cerebrospinal fluid and blood thiamine concentrations in phenytoin-treated epileptics, Can. J. Neurol. Sci., 9 (1982) 37–39
34. Bothe, V., Schmidt-Gayk, H., Armbruster, F.-P., Mayer, E.: Assay for the diagnosis of hyper- and hypovitaminosis D, Ärztl. Lab., 30 (1984) 151–156
35. Brandt, L., Nilsson, P.G.: Lymphocytopenia in patients treated with phenytoin, Lancet, i (1976) 308
36. Brickenkamp, R.: Test d_2: Aufmerksamkeits-Belastungs-Test, Hogrefe, Göttingen – Toronto – Zürich, 1978
37. Brubacher, G., Vuilleumier, J.P.: Vitamin C, in: H.C. Curtius, M. Roth (Eds.): Clinical Biochemistry, Principles and Methods, Vol. 2, De Gruyter, Berlin – New York, 1974, 989–997
38. Brubacher, G., Stähelin, H.B., Vuilleumier, J.P.: Beziehung zwischen β-Lipoproteidgehalt des Serums und Plasma-Vitamin-E-Gehalt, Internat. Z. Vit. Ern. Forschung, 44 (1974) 521–526
39. Brumlik, J., Jacobs, R.S.: Myasthenia gravis associated with diphenylhydantoin therapy for epilepsy, Can. J. Neurol. Sci., 1 (1974) 127–129
40. Buckmüller, H., Thiemann, S., Schmidt-Gayk, H.: Entwicklung eines hochempfindlichen Radioimmunoassay für Trijodthyronin, Ärztl. Lab., 27 (1981) 155–159
41. Burke, C.W.: Gastrointestinal side-effects of ethosuximide, Lancet, ii (1964) 966
42. Carney, M.W.P.: Serum vitamin B_{12} values in 374 psychiatric patients, Behav. Neuropsychiatry, 1 (1969) 19–28

43. Caspary, W.F., Hesch, R.D., Matte, R., Ritter, H., Kattermann, R., Emrich, D.: Effect of vitamin D and 25-hydroxycholecalciferol on intestinal calcium absorption in epileptics under anticonvulsant therapy, Horm. Metabol. Res., 7 (1975) 271–272

44. Caspers, H., Speckmann, E.J.: DC potential shifts in paroxysmal states, in: H.H. Jasper, A.A. WArd, A. Pope (Eds.): Basic Mechanisms of the Epilepsies, Little, Brown and Co., Boston (1969) 375–388

45. Catt, K.J., Tregear, G.W.: Solid phase radioimmunoassay in antibody-coated tubes, Science, 158 (1967) 1570–1572

46. Chalhub, E.G., DeVivo, D.C.: Phenytoin-induced choreoathetosis, J. Pediatr., 89 (1976) 153–154

47. Chalhub, E.G., DeVivo, D.C., Volpe, J.J.: Phenytoin-induced dystonia and choreoathetosis in two retarded epileptic children, Neurology, 26 (1976) 494–498

48. Chanarin, I., Laidlaw, J., Loughbridge, L.W.: Megaloblastic anaemia due to phenobarbitone. The convulsant action of therapeutic doses of folic acid, Br. Med. J., 1 (1960) 1099–1102

49. Child, J.A., Khattak, B.Z., Knowles, J.P.: Macrocytosis in patients on anticonvulsant drugs, Br. J. Haematol., 16 (1969) 451–455

50. Chin, W., Schussler, G.C.: Decreased serum free thyroxine concentration in patients treated with diphenylhydantoin, J. Clin. Endocrinol. Metab., 28 (1968) 181–186

51. Chokroverty, S., Sayeed, Z.A.: Motor nerve conduction study in patients on diphenylhydantoin, J. Neurol. Neurosurg. Psychiatry, 38 (1975) 1235–1239

52. Chopra, I.J.: A radioimmunoassay for measurement of thyroxine in unextracted serum, J. Clin. Endocrinol. Metab., 34 (1972) 938–947

53. Christiansen, P., Lund, M.: Sexual potency, testicular function and excretion of sexual hormones in male epileptics, in: D. Janz (Ed.): Epileptology, Proceedings of the Seventh International Symposium on Epilepsy, Thieme, Stuttgart, 1976

54. Christiansen, C., Rodbro, P., Lund, M.: Incidence of anticonvulsant osteomalacia and effect of vitamin D. Controlled therapeutic trial, Br. Med. J., 4 (1973) 695–701

55. Christiansen, C., Rodbro, P., Drewsen, B.: A comparison of two methods for estimating bone loss, Acta Med. Scand., 200 (1976) 293–295

56. Coltorti, M., Di Simone, A., Di Cesare, D., Rinaldi, M.: Gammaglutamiltranspeptidasi epatica e plasmatica in corso di induzione da fenobarbital: Risultati preliminari, Boll. Soc. It. Biol. Sper., 49 (1973) 182–186

57. Coulter, D.L., Wu, H., Allen, R.J.: Valproic acid therapy in childhood epilepsy, J.A.M.A., 244 (1980) 785–788

58. Cowan, M.J., Wara, D.W., Packman, S., Ammann, A.J., Yoshino, M., Sweetman, L., Nyhan, W.L.: Multiple biotin-dependent carboxylase deficiencies associated with defects in T-cell and B-cell immunity, Lancet, ii (1979) 115–118

59. Critchley, E.M.R., Vakil, S.D., Hayward, H.W., Owen, V.M.H.: Dupuytren's disease in epilepsy: Result of prolonged administration of anticonvulsants, J. Neurol. Neurosurg. Psychiatr., 39 (1976) 498–503

60. Cummings, N.P., Rosenbloom, A.L., Kohler, W.C., Wilder, B.J.: Plasma glucose and insulin responses to oral glucose with chronic diphenylhydantoin therapy, Pediatrics, 51 (1973) 1091–1093

61. Daghir, N.J., Balloun, S.L.: Vitamin B_6 and cholesterol metabolism in the chick, Poult. Sci., 41 (1962) 1868–1879

62. Dam, M.: Phenytoin. Toxicity, in: D.M. Woodbury, J.K., Penry, C.E., Pippenger and R.P. Schmidt (Eds.): Antiepileptic Drugs, Raven Press, New York (1982) 247–256

63. Dam, H., Kristensen, G., Nielsen, G.K., Sondergaard, E.: Effect of pyridoxine deficiency on cholesterol and polyenoic fatty acids in chicks, Acta Physiol. Scand., 44 (1958) 67–79

64. Dana-Haeri, J., Oxley, J., Richens, A.: Reduction of free testosterone by antiepileptic drugs, Br. Med. J., 284 (1982) 85–86

65. Danner, R., Partanen, V.J., Riekkinen, P.: Chronic anticonvulsive therapy, peripheral nerve conduction velocity and EMG, Epilepsia, 22 (1981) 675–687

66. David, H.P., Woloszcuk, W., Kovarik, J.: Antiepileptika-induzierte Osteomalazie und Vitamin D-Therapie, Nervenarzt, 54 (1983) 647–650

67. Davie, M.W., Emberson, C.E., Lawson, D.E., Roberts, G.E., Barnes, J.L., Barnes, N.D., Heeley, A.F.: Low plasma 25-hydroxyvitamin D and serum calcium levels in institutionalized epileptic subjects: associated risk factors, consequences, and response to treatment with vitamin D, Q. J. Med., 52 (1983) 79–91

68. Davis, R.E., Reed, P.A., Smith, B.K.: Serum pyridoxal, folate, and vitamin B_{12} levels in institutionalized epileptics, Epilepsia, 16 (1975) 463–468

69. Dawson, K.P., Duncan, A.: Ascorbic acid and long-term anticonvulsant therapy in children, Br. J. Nutr., 33 (1975) 315–318

70. De Castro, J.H.X., Acosta, M.L., Sica, R.E.P., Guerico, N.: Sensory and motor nerve conduction velocity in long-term diphenylhydantoin therapy, Arq. Neuropsiquitr. (Sao Paulo), 30 (1972) 215–220

71. Dent, C.E., Richens, A., Rowe, D.J.F., Stamp, T.C.B.: Osteomalacia with long-term anticonvulsant therapy in epilepsy, Br. Med. J., 4 (1970) 69–72

72. De Vivo, D.C., Haymond, M.W., Leckie, M.P., Bussmann, Y.L., Mc Dougal, D.B., Pagliara, A.S.: The clinical and biochemical implications of pyruvate carboxylase deficiency, J. Clin. Endocr. Metab., 45 (1977) 1281–1296

73. Direkze, M., Fernando, P.S.L.: Transient anterior horn cell dysfunction in diphenylhydantoin therapy, Eur. Neurol., 15 (1977) 131–134

74. Dobkin, B.H.: Reversible subacute peripheral neuropathy induced by phenytoin, Arch. Neurol., 34 (1977) 189–190

75. Dreyer, R.: Therapieschäden durch antiepileptische Mittel unter besonderer Berücksichtigung schwerer Nebenwirkungen an Hand der Literatur und eigener Fälle, Fortschr. Neurol. Psychiatr., 27 (1959) 401–423

76. Dreyer, R.: Extrapyramidale Symptomatik bei der Anwendung von krampfhemmenden Drogen, Nervenarzt, 40 (1969) 17–20

77. Dreyer, R.: Pharmakotoxikologie der antiepileptischen Arzneimittel, Hansisches Druck- und Verlagshaus, Hamburg, 1972

78. Dreyfuss, P.M.: Clinical application of blood transketolase determinations, New Engl. J. Med., 267 (1962) 596–598

79. Eisen, A.A., Woods, J.F., Sherwin, A.L.: Peripheral nerve function in long-term therapy with diphenylhydantoin, Neurology, 24 (1974) 411–417

80. Encinoza, O.: Nerve conduction velocity in patients on long-term diphenylhydantoin therapy, Epilepsia, 15 (1974) 147–154

81. Feldman, J.M., Chapman, B.A.: Radioimmunoassay of insulin in serum and plasma, Clin. Chem., 19 (1973) 1250–1254

82. Fichman, M.P., Kleeman, C.R., Bethune, J.E.: Inhibition of antidiuretic hormone secretion by diphenylhydantoin, Arch. Neurol., 22 (1970) 45–53

83. Fichsel, H.: Hormonelle Veränderungen unter Antikonvulsiva, in: O. Hallen, J.G. Meyer-Wahl, J. Braun (Eds.): Epilepsie 82, Einhorn-Presse, Wandsbek, 1984, 119–128

84. Fichsel, H., Knöpfle, G.: Die Beeinflussung des Schilddrüsenhormonsystems durch die Langzeitbehandlung mit 5,5-Diphenylhydantoin bei Kindern und Jugendlichen, Klin. Pädiatr., 188 (1976) 435–439

85. Finkelman, J., Arieff, A.J.: Untoward effects of phenytoin sodium in epilepsy, J.A.M.A., 118 (1942) 1209–1212

86. Finucane, J.F., Griffiths, R.S.: Effect of phenytoin therapy on thyroid function, Br. J. Clin. Pharmacol., 3 (1976) 1041–1044

87. Fischer-Dzoga, K., Fraser, R., Wissler, R.W.: Stimulation of proliferation in stationary primary cultures of monkey and rabbit aortic smooth muscle cells, I. Exp. Mol. Pathol., 24 (1976) 346

88. Fontana, A., Grob, P.J., Sauter, R., Joller, H.: IgA deficiency, epilepsy, and hydantoin medication, Lancet, ii (1976) 228–231

89. Franceschi, M., Perego, L., Cavagnini, F., Cattaneo, A.G., Invitti, C., Caviezel, F., Strambi, L.F., Smirne, S.: Effects of long-term antiepileptic therapy on the hypothalamic-pituitary axis in man, Epilepsia, 25 (1984) 46–52

90. Frigg, M., Brubacher, G.: Biotin deficiency in chicks fed a wheat based diet, Int. J. Vitam. Nutr. Res., 46 (1976) 314–321

91. Fröscher, W., Eichelbaum, M., Gugler, R., Hildenbrand, G.: Medikamentöse Therapie der Epilepsien unter Kontrolle der Antiepileptika-Serumspiegel, Schattauer, Stuttgart – New York, 1980

92. Fröscher, W., Hoffmann, F.: Dupuytren's contracture in patients with epilepsy: follow-up study, in: J. Oxley, D. Janz, H. Meinardi (Eds.): Chronic Toxicity of Antiepileptic Drugs, Raven Press, New York (1983) 147–153

93. Fröscher, W., Hoffmann, F.: Dupuytren'sche Kontraktur und Phenobarbitaleinnahme bei Epilepsiepatienten, in: O. Hallen, J.G. Meyer-Wahl, J. Braun (Eds.): Epilepsie 82, Einhorn-Presse, Wandsbek (1984) 133–137

94. Fröscher, W., Kappes, C.V., Klammer, H.-L., Penin, H.: Dupuytren's contracture in patients on chronic medication with antiepileptic drugs, in: H. Meinardi, A.J. Rowan (Eds.): Advances in Epileptology – 1977, Swets & Zeitlinger, Amsterdam – Lisse (1978) 342–345

95. Fujiwara, T., Seko, K., Akiguchi, I., Yamada, N., Iwai, N.: Peripheral nerve function in patients with long-term anticonvulsant therapy, Clin. Neurol. (Jpn.), 19 (1979) 735–743

96. Genuth, S., Klein, L., Rabinovich, S., King, K.: Osteomalacia accompanying chronic anticonvulsant therapy, J. Clin. Endocr., 35 (1972) 378–386

97. Geraldini, C., Faedda, M.T., Sideri, G.: Anticonvulsant therapy and its possible consequences on peripheral nervous system: a neurographic study, Epilepsia, 25 (1984) 502–505

98. Gerber, N., Lynn, R., Oates, J.: Acute intoxication with 5,5-diphenylhydantoin (Dilantin) associated with impairment of biotransformation, Ann. Int. Med., 77 (1972) 765–771

99. Gharib, H., Munoz, J.M.: Endocrine manifestations of diphenylhydantoin therapy, Metabolism, 23 (1974) 515–524

100. Gilhus, N.E., Aarli, J.A.: Respiratory disease and nasal immunoglobulin concentrations in phenytoin-treated epileptic patients, Acta Neurol. Scand., 63 (1981) 34–43

101. Glatzle, D., Körner, W.F., Christeller, S., Wiss, O.: Method for the detection of a biochemical riboflavin deficiency stimulation of $NADPH_2$-dependent glutathione reductase from human erythrocytes by FAD in vitro investigations on the vitamin B_2 status in healthy people and geriatric patients, Intern. Z. Vitaminforsch., 40 (1970) 166–183

102. Gordon, N.: Folic acid deficiency from anticonvulsant therapy, Dev. Med. Child. Neurol., 10 (1968) 497–504

103. Grob, P.J., Herold, G.E.: Immunological abnormalities and hydantoins, Br. Med. J., 2 (1972) 561–563

104. Gutcho, S., Mansbach, L.: Simultaneous radioassay of serum vitamin B_{12} and folic acid, Clin. Chem., 23 (1977) 1609–1614

105. Hadler, A.J.: Granulocytopenia following barbiturate therapy, New Engl. J. Med., 222 (1940) 775

106. Hahn, T.J., Birge, S.J., Scharp, C.R., Avioli, L.V.: Phenobarbital-induced alterations in vitamin D metabolism, J. Clin. Invest., 51 (1972) 741–748

107. Hahn, T.J., Hendin, B.A., Scharp, C.R., Boisseau, V.C., Haddad, J.G.: Serum 25-hydroxycalciferol levels and bone mass in children on chronic anticonvulsant therapy, New Engl. J. Med., 292 (1975) 550–554

108. Harris, M., Rowe, D.J.F.: Direct effects of anticonvulsant drugs on connective tissue, in: A. Richens, F.P. Woodford (Eds.): Anticonvulsant Drugs and Enzyme Induction, Associated Scientific Publishers, Amsterdam – Oxford – New York (1976) 99–107

109. Harris, M., Jenkins, M.V., Wills, M.R.: Phenytoin inhibition of parathyroid hormone induced bone resorption in vitro, Br. J. Pharmacol., 50 (1974) 405–408

110. Haruda, F.: Phenytoin hypersensitivity: 38 cases, Neurology, 29 (1979) 1480–1485

111. Hauser, W.A., Annegers, J.F., Elveback, C.R.: Mortality in patients with epilepsy, Epilepsia, 21 (1980) 399–412

112. Hawkins, C.F., Meynell, M.J.: Macrocytosis and macrocytic anaemia caused by anticonvulsant drugs, Q. J. Med., 27 (1958) 45–63

113. Hebenstreit, G.: Psychopathologie der Aufwach- und Schlafepilepsie, Nervenarzt, 53 (1982) 287–290

114. Heilmann, E.: Orale Kontrazeptiva und Vitamine, Dtsch. Med. Wschr., 104 (1979) 144–146

115. Heim, M., Conte-Delvolx, B., Bonnefoi, M., Bouyard, P.: Mesure du taux de la 8-arginine vasopressine plasmatique par méthode radioimmunologique chez le sujet normal, au cours d'une surcharge hydrique avant et pendant un traitement par carbamazépine, Pathol. Biol. (Paris), 27 (1979) 95–98

116. Heipertz, R., Eickhoff, K., Poser, W.: Anticonvulsant therapy and serum gamma-glutamyl-transferase, Klin. Wschr., 56 (1978) 921–928

117. Hendel, J., Dam, M., Gram, L., Winkel, P., Jorgensen, I.: The effects of carbamazepine and valproate on folate metabolism in man, Acta Neurol. Scand., 69 (1984) 226–231

118. Henry, D.A., Lawson, D.H., Reavey, P., Renfrew, S.: Hyponatraemia during carbamazepine treatment, Br. Med. J., 1 (1977) 83–84

119. Hershman, J.M., Pittmann, J.A.: Utility of the radioimmunoassay of serum thyrotropin in man, Ann. Int. Med., 74 (1979) 481–490

120. Heuck, C.C., Schlierf, G.: Simplified immunonephelometric quantitation of apolipoprotein B in hyperlipemic serum, Clin. Chem., 25 (1979) 782–788

121. Heuck, C.C., Görich, E., Krause, K.-H., Berlit, P.: Risikofaktoren bei Epileptikern, in: K.-H. Ladwig (Ed.): Herz-Kreislauf-Prävention, Urban & Schwarzenberg, München – Wien – Baltimore (1984) 102–110

122. Heyma, P., Larkins, R.G., Perry-Keene, D., Peter, C.T., Ross, D., Sloman, J.G.: Thyroid hormone levels and protein binding in patients on long-term diphenylhydantoin treatment, Clin. Endocrinol., 6 (1977) 369–376

123. Hieron, R., Saunders, M.: Impotence in patients with temporal lobe lesions, Lancet, 2 (1966) 761–763

124. Higashi, A., Tamari, H., Ikeda, T., Ohtani, Y., Matsukara, M., Migoshino, S., Matsuda, I.: Serum vitamin E concentration in patients with severe multiple handicaps treated with anticonvulsants, Pediatr. Pharmacol., 1 (1980) 129–134

125. Hitzler, W., Schmidt-Gayk, H., Spiropoulos, P., Raue, F., Hüfner, M.: Homologous radioimmunoassay for human parathyrin (residues 53–84), Clin. Chem., 28 (1982) 1749–1753

126. Höglmeier, H., Wenzel, U.: Zerebellarer Dauerschaden durch vorübergehende Hydantoinüberdosierung, Dtsch. Med. Wschr., 94 (1969) 1330–1332

127. Hoffmann, H., Kahlert, T.: Veränderungen von Sexualhormonen bei männlichen Epilepsie-Patienten unter Langzeittherapie, Nervenarzt, 52 (1981) 715–717

128. Hoikka, V., Savolainen, K., Alhava, E.M., Sivenius, J., Karjalainen, P., Repo, A.: Osteomalacia in institutionalized epileptic patients on long-term anticonvulsant therapy, Acta Neurol. Scand., 64 (1981) 122–131

129. Hommes, O.R.: Folate and epilepsy, Res. Clin. Forums, 2 (1980) 91–101

130. Hopf, H.C.: Über die Veränderung der Leitfunktion peripherer motorischer Nervenfasern durch Diphenylhydantoin, Dtsch. Z. Nervenheilk., 193 (1968) 41–56

131. Horwitt, M.K., Harvey, C.C., Dahm, C.H. Jr., Searcy, M.T.: Relationship between tocopherol and serum lipid levels for determination of nutritional adequacy, Ann. N.Y. Acad. Sci., 203 (1972) 223–236

132. Horwitz, S.J., Klipstein, F.A., Lovelace, R.E.: Folic acid and neuropathy in epilepsy, Lancet, ii (1967) 1305–1306

133. Horwitz, S.J., Klipstein, F.A., Lovelace, R.E.: Relation of abnormal folate metabolism to neuropathy developing during anticonvulsant drug therapy, Lancet, i (1968) 563–565

134. Houck, J.C., Cheng, R.F., Waters, M.D.: Diphenylhydantoin: Effects on connective tissue and wound repair, in: D.M. Woodbury, J.K. Penry, and R.P. Schmidt (Eds.): Antiepileptic Drugs, Raven Press, New York (1982) 267–274

135. Howard, L., Wagner, C., Schenker, S.: Malabsorption of thiamin in folate-deficient rats, J. Nutr., 104 (1974) 1024–1032

136. Hunger, J., Kleim, J.: Testpsychologische Leistungsprüfung bei Epileptikern, Arch. Psychiatr. Nervenkr., 233 (1983) 307–325

137. Ibbotson, R.N., Dilena, B.A., Horwood, J.M.: Studies on deficiency and absorption of folates in patients on anticonvulsant drugs, Australas. Ann. Med., 16 (1967) 144–150

138. Instruction Manual. Norland-Cameron bone mineral analyzer model 178, Norland Instruments, Fort Atkinson, Wiskonsin, U.S.A. (1976)

139. Iwami, T., Okada, M.: Stimulation of cholesterol metabolism in pyridoxine-deficient rats, J. Nutr. Sci, Vitaminol., 28 (1982) 77–84

140. Jacobsen, N.O., Mosekilde, L., Myhre-Jensen, O., Pedersen, E., Wildenhoff, K.E.: Liver biopsies in epileptics during anticonvulsant therapy, Acta Med. Scand., 199 (1976) 345–348

141. Jan, J.E., Kliman, M.R.: Extrapyramidal disturbance and vascular changes during diphenylhydantoin intoxication, Can. Med. Assoc. J., 111 (1974) 636

142. Janz, D.: Über das Risiko von Mißbildungen und Entwicklungsstörungen bei Kindern von Eltern mit Epilepsie, Nervenarzt, 50 (1979) 555–562

143. Janz, D., Piltz, U.: Schultersteife bei Primidonbehandlung, in: O. Hallen, J.G. Meyer-Wahl, J. Braun (Eds.): Epilepsie 82, Einhorn-Presse, Wandsbek (1984) 129–132

144. Jeavons, P.M.: Hepatotoxicity of antiepileptic drugs, in: J. Oxley, D. Janz, H. Meinardi (Eds.), Chronic Toxicity of Antiepileptic Drugs, Raven Press, New York (1983) 1–45

145. Jensen, O.N., Olesen, O.V.: Subnormal serum folate due to anticonvulsive therapy, Arch. Neurol., 22 (1970) 181–182

146. Joyce, R.P., Gunderson, C.H.: Carbamazepine-induced orofacial dyskinesia, Neurology, 30 (1980) 1333–1334

147. Karp, M., Lerman, P., Doron, M., Laron, Z.: Effect of diphenylhydantoin on insulin response in the oral glucose tolerance test in children and adolescents, Helv. Pädiat. Acta, 28 (1973) 617–620

147

148. Kendle, E.M.: Megaloblastic anaemia during anticonvulsant therapy, Delaware Med. J., 41 (1969) 147–149

149. Kimball, O.P.: The treatment of epilepsy with sodium diphenylhydantoinate, J.A.M.A., 112 (1939) 1244–1245

150. Kimura, T., Matsui, K., Sato, T., Yoshinaga, K.: Mechanism of carbamazepine (Tegretol) induced antidiuresis: Evidence for release of antidiuretic hormone and impaired excretion of a water load, J. Clin. Endocrinol. Metab., 38 (1974) 356–362

151. Klein, J.P.: Diphenylhydantoin intoxication associated with hyperglycemia, J. Pediatr., 69 (1966) 463–465

152. Klein, G.L., Florey, J.B., Goller, V.L., Larese, R.J., Van Meter, Q.L.: Multiple vitamin deficiencies in association with chronic anticonvulsant therapy, Pediatrics, 60 (1977) 767

153. Klipstein, F.A.: Subnormal serum folate and macrocytosis associated with anticonvulsant drug therapy, Blood, 23 (1964) 68–86

154. Kokenge, R., Kutt, H., McDowell, F.: Neurological sequelae following Dilantin overdose in a patient and in experimental animals, Neurology, 15 (1965) 823–829

155. Kooiker, J.C., Sumi, S.M.: Movement disorder as a manifestation of diphenylhydantoin intoxication, Neurology, 24 (1974) 68–71

156. Korczyn, A.D., Elian, M., Don, R., Bornstein, B.: Phenytoin and folate deficiency: Failure to show dose dependency, J. Neurol., 207 (1974) 151–153

157. Kovalenko, V.M., Kryzhanovsky, G.N., Kovalenko, V.S., Pronina, I.G., Nikushkin, E.V.: Al'fa-tocoferol v kompleksnoi terapii nekotorykh form epilepsii, Zh. Neuropatol. Psikhiatr., 84 (1984) 892–897

158. Kraft, D., Schaefer, K., Bochentin, W., Herrath, D. v., Opitz, A., Koeppe, P.: Untersuchungen zum Calcium-Stoffwechsel bei antiepileptischer Therapie, Nervenarzt, 44 (1973) 150–154

159. Krause, K.-H.: Thrombozytenwerte bei Erwachsenen unter Behandlung mit DPA (Ergenyl), Med. Welt, 28 (1977) 1098–1099

160. Krause, K.-H.: Biotin-Erniedrigung unter antiepileptischer Behandlung: Ein Beitrag zur möglichen Wirkungsweise von Antikonvulsiva, Hochschul-Verlag, Freiburg, 1983

161. Krause, K.-H., Prager, P., Schmidt-Gayk, H., Ritz, E.: Diagnostik der Osteopathia antiepileptica im Erwachsenenalter, Dtsch. Med. Wschr., 102 (1977) 1872–1877

162. Krause, K.-H., Bohn, T., Schmidt-Gayk, H., Prager, P., Ritz, E.: Zur prophylaktischen Gabe von Vitamin D_2 und D_3 bei Anfallskranken, Nervenarzt, 49 (1978) 174–180

163. Krause, K.-H., Schmidt-Gayk, H., Gutscher, D., Gutscher, G.: Serumfolsäurespiegel unter antiepileptischer Langzeittherapie, Arch. Psychiatr. Nervenkr., 228 (1980) 91–94

164. Krause, K.-H., Berlit, P., Bonjour, J.-P.: Erniedrigung des Biotins als möglicher Faktor im Wirkmechanismus von Antiepileptika, Arch. Psychiatr. Nervenkr., 231 (1982a) 141–148

165. Krause, K.-H., Berlit, P., Bonjour, J.-P., Schmidt-Gayk, H., Schellenberg, B., Gillen, J.: Vitamin status in patients on chronic anticonvulsant therapy, Int. J. Vit. Nutr. Res., 52 (1982b) 375–385

166. Krause, K.-H., Kochen, W., Berlit, P., Bonjour, J.P.: Excretion of organic acids associated with biotin deficiency in chronic anticonvulsant therapy, Int. J. Vitam. Nutr. Res., 54 (1984) 217–222

167. Krause, K.-H., Berlit, P., Kynast, G.: Zur Neurotoxizität von Antiepileptika bei Langzeitbehandlung, in: H. Gänshirt, P. Berlit, G. Haack (Eds.): Kardiovaskuläre Erkrankungen und Nervensystem, Neurotoxikologie, Probleme des Hirntodes. Springer, Berlin – Heidelberg – New York – Tokio (1985a) 471–479

168. Krause, K.-H., Bonjour, J.-P., Berlit, P., Kochen, W.: Biotin status of epileptics, Ann. N.Y. Acad. Sci., 447 (1985b) 297–313
169. Krause, K.-H., Bonjour, J.-P., Berlit, P., Kynast, G., Schmidt-Gayk, H.: Neurographic findings and vitamin status in alcoholic and non-alcoholic male epileptics, J. Neurol. 232 (Suppl. 1) (1985c) 205
170. Krause, K.-H., Bonjour, J.-P., Berlit, P., Kynast, G., Schmidt-Gayk, H., Arab, L.: B vitamins in epileptics, Biblthca Nutr. Dieta, 38 (1986) 154–167
171. Krebs, A.: Chloasmaartige Hyperpigmentierungen nach Behandlung mit Hydantoinpräparaten, Schweiz, Med. Wschr., 94 (1964) 748–757
172. Krishnamoorthy, K.S., Zalneraitis, E.L., Young, R.S.K., Bernad, P.G.: Phenytoininduced choreoathetosis in infancy: case reports and a review, Pediatrics, 72 (1983) 831–834
173. Kruse, K., Bartels, H., Günther, H.: Serum alkaline phosphatase isoenzymes in epileptic children receiving anticonvulsant drugs, Eur. J. Pediatr., 126 (1977) 237–242
174. Kruse, R.: Osteopathien bei antiepileptischer Langzeittherapie (Vorläufige Mitteilung), Mschr. Kinderheilk., 116 (1968) 378–380
175. Kruse, R.: Osteopathien, Kalzium- und Vitamin-D-Stoffwechselstörungen unter antiepileptischer Langzeittherapie, Biblthca. Psychiat., 151 (1975) 114–143
176. Kutt, H., Wolk, M., Scheman, R., McDowell, F.: Insufficient parahydroxilation as a cause of diphenylhydantoin toxicity, Neurology, 1 (1964) 542–548
177. Lane, M., Alfrey jr., C.P.: Anemia of human riboflavin deficiency, Blood, 25 (1965) 432–442
178. Larsen, P.R., Atkinson, A.J. jr., Wellman, H.N., Goldsmith, R.E.: The effect of diphenylhydantoin on thyroxine metabolism in man, J. Clin. Invest., 49 (1970) 1266–1279
179. Lehmann, J.: Comparative sensitivities of tocopherol levels of platelets, red blood cells, and plasma for estimating vitamin E nutritional status in the rat, Am. J. Clin. Nutr., 34 (1981) 2104–2110
180. Levantine, A., Almeyda, J.: Drug reactions XX. Cutaneous reactions to anticonvulsants, Br. J. Dermatol., 87 (1972) 646–649
181. Levantine, A., Almeyda, J.: Drug induced changes in pigmentation, Br. J. Dermatol., 89 (1973) 105–112
182. Liakakos, D., Papadopoulos, Z., Vlachos, P., Boviatsi, E., Varonos, D.D.: Serum alkaline phosphatase and urinary hydroxyproline values in children receiving phenobarbital with and without vitamin D, J. Pediatr., 87 (1975) 291–296
183. Liebers, M: Über Kleinhirnatrophien bei Epilepsie nach epileptischen Krampfanfällen, Z. Ges. Neurol. Psychiat., 113 (1928) 741–756
184. Linde, J., Hansen, J.M., Siersback-Nielsen, K., Fuglsang-Fredriksen, V.: Bone densitiy in patients receiving long-term anticonvulsant therapy, Acta Neurol. Scan., 47 (1971) 650–651
185. Linden, V.: Myocardial infarction in epileptics, Brit. Med. J., 2 (1975) 87
186. Lipid Research Clinics Laboratory Manual: 1. DHEW Na (NIH) National Heart and Lung Institute, Bethesda (1974) 75–628
187. Livingston, S.: Drug Therapy for Epilepsy, Charles Thomas, Springfield, Ill., 1966
188. Livingston, S.: Phenytoin and serum cholesterol, Brit. Med. J., 1 (1976) 586
189. Livingston, S., Berman, W.: Antiepileptic drugs and development of rickets, J. Ped., 82 (1973) 347–348
190. Livingston, S., Boks, L.L.: Use of dione drugs (Propazone, Tridione, Paradione, Dimedione and Malidione) in treatment of epilepsy of children, N. Engl. J. Med., 253 (1955) 138–142

191. Logan, W.J., Freeman, J.M.: Pseudodegenerative disease due to diphenylhydantoin intoxication, Arch. Neurol., 21 (1969) 631–637

192. London, D.R., Loizou, L.A., Butt, W.R., Rovei, V., Bianchetti, G., Morselli, P.L.: The effect of anti-convulsant drugs (AED) on hormonal responses in normal volunteers, in: S.I. Johannessen, P.L. Morselli, C.E. Pippenger, A. Richens, D. Schmidt, and H. Meinardi (Eds.): Antiepileptic Therapy: Advances in Drug Monitoring, Raven Press, New York (1980) 405–411

193. Lovelace, R.E., Horwitz, S.J.: Peripheral neuropathy in long-term diphenylhydantoin therapy, Arch. Neurol., 18 (1968) 69–77

194. Lühdorf, K., Hareskov, C., Lund, M., Hansen, J.M., Christiansen, P.: A prospective study of the side-effects of antiepileptic drugs with special reference to excretion of androgens and cortisol, in: Penry, J.K. (Ed.): Epilepsy: The VIIIth Internat. Symposium, Raven Press, New York (1977) 209–213

195. Lund, M.: Dupuytren's contracture and epilepsy, Acta Psych. Neurol., 16 (1941) 465–492

196. Luoma, P.V., Reunanen, M.I., Sotaniemi, E.A.: Changes of serum triglyceride and cholesterol levels during long-term phenytoin treatment for epilepsy, Acta Med. Scand., 206 (1979) 229–234

197. Luoma, P.V., Myllylä, V.V., Sotaniemi, E.A., Hokkanen, T.E.J.: Plasma HDL cholesterol and growth hormone in epileptics treated with anticonvulsants, Acta Pharm. Tox., 47 (1980) 249–251

198. MacKinney, A.A., Booker, H.E.: Diphenylhydantoin effects on human lymphocytes in vitro and in vivo, Arch. Intern. Med., 129 (1972) 988–992

199. Majumdar, S.K.: Pyridoxine deficiency due to anticonvulsants, J. Indian M. A., 76 (1981) 187–188

200. Malherbe, C., Burrill, K.C., Levin, S.R., Karam, J.H., Forsham, P.H.: Effect of diphenylhydantoin on insulin secretion in man, N. Engl. J. Med., 286 (1972) 339–342

201. Malpas, J.S., Spray, G.H., Witts, L.J.: Serum folic acid and vitamin B_{12} levels in anticonvulsant therapy, Brit. Med. J., 1 (1966) 955–957

202. Marchesi, G.F., Ladavas, E., Provinciali, L., Del Pesce, M., Fua, P., Giuliani, G.: Neurophysiological performances in patients treated with different antiepileptic drugs, in: J. Majkowski (Ed.): Epilepsy: A Clinical and Experimental Research, Karger, Basel (1980) 258

203. Martin, P.J., Martin, J.V., Goldberg, D.M.: Gamma-glutamyltranspeptidase, triglycerides, and enzyme induction, Br. Med. J., 1 (1975) 17–18

204. Martinez-Figueroa, A., Johnson, R.H., Lambie, D.G., Shakir, R.A.: The role of folate deficiency in the development of peripheral neuropathy caused by anticonvulsants, J. Neurol. Sci., 48 (1980) 315–323

205. Matsumoto, K., Nakagawa, K., Kaneko, Z.: The gingival hyperplasia resulting from diphenylhydantoin in children and adults, Int. J. Clin. Pharmacol., 12 (1975) 369–471

206. Maxwell, J.D., Hunter, J., Stewart, D.A., Ardeman, S., Williams, R.: Folate deficiency after anticonvulsant drugs: An effect of hepatic enzyme induction? Br. Med. J., 1 (1972) 297–299

207. Mazur, A.: Role of ascorbic acid in the incorporation of plasma iron into ferritin, Ann. N.Y. Acad. Sci., 92 (1961) 223–229

208. McLellan, D.L., Swash, M.: Choreo-athetosis and encephalopathy induced by phenytoin, Br. Med.J., 2 (1974) 204–205

209. Mehregan, U., Krause, K.-H., Prager, P.: Zur Häufigkeit der Osteopathia antiepileptica beim Erwachsenen in Abhängigkeit von Behandlungsdauer und Medikamentendosis, Arch. Psychiatr. Nervenkr., 226 (1979) 299–310

210. Meienberg, O., Bajc, O.: Akute Polyneuropathie durch Diphenylhydantoin-Intoxikation, Dtsch. Med. Wochenschr., 100 (1975) 1532–1539

150

211. Meinardi, H: Side effects of new drugs and new side effects of old drugs, in: R. Canger, F. Angeleri, and J.K. Penry (Eds.): Advances in Epileptology: XIth Epilepsy International Symposium, Raven Press, New York (1980) 391–398

212. Meinardi, H., Stoel, L.M.K.: Side-effects of anti-epileptic drugs, in: P.J. Vinken, G.W. Bruyn (Eds.): Handbook of Clinical Neurology, Vol. 15, North-Holland Publishing Comp., Amsterdam (1974) 705–738

213. Mendoza, D.M., Flock, E.V., Owen, C.A. jr., Paris, J.: Effect of 5,5-Diphenylhydantoin on the metabolism of L-Thyroxine-^{131}I in the rat, Endocrinology, 79 (1966) 106–118

214. Mertz, D.P.: Faktoren, die die Konzentration von vasoprotektiven Lipoproteinen hoher Dichte (HDL) in Serum beeinflussen, Krankenhausarzt, 52 (1979) 606–613

215. Meyer-Wahl, L.: Folsäuremangel als Mitursache für Kleinhirnatrophien bei antiepileptischer Langzeitmedikation, Nervenarzt, 51 (1980) 619–622

216. Meyer-Wahl, J.G., Meyer-Wahl, L., Häusermann, B., Lewin, N.: Leberwerte bei antikonvulsiver Behandlung, in: O. Hallen, J.G. Meyer-Wahl, J. Braun (Eds.): Epilepsie 82, Einhorn-Presse, Wandsbek (1984) 263–275

217. Miller, D.R.: Serum folate deficiency in children receiving anticonvulsant therapy, Pediatrics, 41 (1968) 630–635

218. Miller, N.E., Nestel, P.J.: Altered bile acid metabolism during treatment with phenobarbitone, Clin. Sci, Mol. Med., 45 (1973) 257–262

219. Milonas, J., Kountouris, D., Scheer, E.: Myasthenisches Syndrom nach langzeitiger Diphenylhydantoin-Therapie, Nervenarzt, 54 (1983) 437–448

220. Moeschler, P.: Anthropologie et analyse régionale: enquête interdisciplinaire dans le Clos-du-Doubs (Jura bernois, Suisse), Arch. Suisses d'Anthropologie Générale, 35 (1971) 1–49

221. Mosekilde, L., Melsen, F.: Anticonvulsant osteomalacia determined by quantitative analysis of bone changes: Population study and possible risk factors, Acta Med. Scand., 199 (1976) 349–355

222. Mosekilde, L., Christensen, M.S., Lund, B., Sorensen, O.H., Melsen, F.: The interrelationships between 25-hydroxycholecalciferol, serum parathyroid hormone and bone morphometry in anticonvulsant osteomalacia, Acta Endocr., 84 (1977) 559–565

223. Munnich, A., Fischer, A., Saudubray, J.M., Griscelli, C., Coude, F.X., Ogier, H., Charpentier, C., Frezel, J.: Biotin-responsive immunregulatory dysfunction in multiple carboxylase deficiency, J. Inher. Metab. Dis., 4 (1981) 113–114

224. Munoz-Garcia, D., Del Ser, T., Bermejo, F., Sarabia-Garcia, F.: Folic acid and vitamin B_{12} in long-term anticonvulsant therapy, Mt. Sinai J. Med., 50 (1983) 517–521

225. Neophytides, A.N., Nutt, J.G., Lodish, J.: Thrombocytopenia associated with sodium valproate treatment, Ann. Neurol., 5 (1979) 389–390

226. Nikkilä, E.A., Haste, M., Ehuholm, C., Viikari, J.: Increase in serum high density lipoprotein in phenytoin users, Br. Med. J., 3 (1978) 99

227. Norris, J.W., Pratt, R.F.: A controlled study of folic acid in epilepsy, Neurology, 21 (Minneap.) (1971) 659–664

228. Norris, J.W., Pratt, R.F.: Folic acid deficiency and epilepsy, Drugs, 8 (1974) 366–385

229. Offermann, G.: Chronic antiepileptic drug treatment and disorders of mineral metabolism, in: J. Oxley, D. Janz, H. Meinardi (Eds.), Chronic Toxicity of Antiepileptic Drugs, Raven Press, New York (1983) 175–184

230. Offermann, G., Pinto, V., Kruse, R.: Anticonvulsant drugs and vitamin D supplementation, Epilepsia, 20 (1979) 3–10

231. Ogunmekan, A.O.: Predicting serum vitamin E concentrations from the age of normal and anticonvulsant drug-treated epileptic children using regression equations, Epilepsia, 20 (1979) 295–301

232. Oppenheimer, J.H., Tavernetti, R.R.: Studies on the thyroxine-diphenylhydantoin interaction: Effect of 5,5-diphenylhydantoin on the displacement of L-thyroxine from thyroxine-binding globulin (TBG), Endocrinology, 71 (1962a) 496–504

233. Oppenheimer, J.H., Tavernetti, R.R.: Displacement of thyroxine from human thyroxine-binding globulin by analogues of hydantoin. Steric aspects of the thyroxine-binding site, J. Clin. Invest., 41 (1962b) 2213–2220

234. Ohkubo, H., Okuda, K., Iida, S., Makino, I.: Ursodeoxycholic acid tolerance test in patients with constitutional hyperbilirubinemias and effect of phenobarbital, Gastroenterology, 81 (1981) 126–135

235. Pelkonen, R., Fogelholm, R., Nikkilä, E.A.: Increase in serum cholesterol during phenytoin treatment, Br. Med. J., 4 (1975) 85

236. Perry-Keene, D.A., Larkins, R.G., Heyma, P., Peter, C.T., Ross, D., Sloman, J.G.: The effect of long-term diphenylhydantoin therapy on glucose tolerance and insuline secretion: A controlled trial, Clin. Endocrinol. (Oxford), 12 (1980) 575–580

237. Perrucca, E., Richens, A.: Reversal by phenytoin of carbamazepine-induced water intoxication: a pharmacokinetic interaction, J. Neurol. Neurosurg. Psychiatry, 43 (1980) 540–545

238. Perrucca, E., Garratt, A., Hebdige, S., Richens, A.: Water intoxication in epileptic patients receiving carbamazepine, J. Neurol. Neurosurg. Psychiatry, 41 (1978) 713–718

239. Peters, H.A., Eichman, P.L., Price, J.M., Kozelka, F.L., Reese, H.H.: Abnormal copper and tryptophan metabolism and chelation therapy in anticonvulsant drug intolerance, Dis. Nerv. Syst., 27 (1966) 97–107

240. Peterson, H.C.: Association of trimethadione therapy and myasthenia gravis, N. Engl. J. Med., 274 (1966) 506–507

241. Pisciotta, A.V.: Hematologic toxicity of carbamazepine, in: J.K.Penry and D.D. Daly (Eds.): Advances in Neurology, Vol. 11, Raven Press, New York (1975) 355–368

242. Pojer, J., Radivojevic, M., Williams, T.F.: Dupuytren's disease, Arch. Int. Med., 129 (1972) 561–566

243. Prager, P., Krause, K.-H., Ritz, E., Schmidt-Gayk, H.: Handskelettaufnahmen in Mammographietechnik bei Patienten unter antiepileptischer Medikation, Fortschr. Röntgenstr., 126 (1977) 371–375

244. Pylypchuk, G., Oreopoulos, D.G., Wilson, D.R., Harrison, J.E., McNeill, K.G., Meema, H.E., Ogilvie, R., Sturtrige, W.C., Murray, T.M.: Calcium metabolism in adult outpatients with epilepsy receiving long-term anticonvulsant therapy, Can. Med. Assoc. J., 118 (1978) 635–638

245. Rado, J.P.: Water intoxication during carbamazepine treatment, Br. Med. J., 3 (1973) 479

246. Ralston, A.J., Snaith, R.P., Hinley, J.B.: Effect of folic acid on fit frequency and behaviour in epileptics on anticonvulsants, Lancet, i (1970) 867–868

247. Rascher, W., Weidmann, E., Gross, F.: Vasopressin in the plasma of stroke-prone spontaneously hypertensive rats, Clin. Sci., 61 (1981) 295–298

248. Rasmussen, S., Kristensen, M.: Choreoathetosis during phenytoin treatment, Acta Scand. Med., 201 (1977) 239–241

249. Regli, F., Guggenheim, P.: Myasthenisches Syndrom als seltene Komplikation unter Hydantoinbehandlung, Nervenarzt, 86 (1965) 315–318

250. Reinken, L.: The influence of antiepileptic drugs on vitamin B_6 metabolism, Acta Vitaminol. Enzymol., 29 (1975) 252–254

251. Reinken, L., Dapunt, O., Kammerlander, H.: Vitamin-B_6-Verarmung bei Einnahme oraler Contraceptiva, Internat. Z. Vit. Ern. Forsch., 43 (1972) 20–27

252. Remschmidt, H.: Experimentelle Untersuchungen zur sogenannten epileptischen Wesensänderung, Fortschr. Neurol. Psychiat., 38 (1970) 524–540

253. Reunanen, M.I., Sotaniemi, E.A.: Effect of diphenylhydantoin on serum cholesterol and triglyceride levels in patients with epilepsy. The Eighth International Symposium, Raven Press, New York (1977) 215–218

254. Reynolds, E.H.: Mental effects of anticonvulsants, and folic acid metabolism, Brain, 91 (1968) 197–214

255. Reynolds, E.H.: Folate metabolism and anticonvulsant therapy, Proc. R. Soc. Med., 67 (1974) 68

256. Reynolds, E.H.: Chronic antiepileptic toxicity: A review, Epilepsia, 16 (1975) 319–352

257. Reynolds, E.H.: Adverse haematological effects of antiepileptic drugs, in: J. Oxley, D. Janz, H. Meinardi (Eds.), Chronic Toxicity of Antiepileptic Drugs, Raven Press, New York (1983) 91–99

258. Reynolds, E.H., Chanarin, I., Milner, G., Matthews, D.M.: Anticonvulsant therapy, folic acid and vitamin B_{12} metabolism and mental symptoms, Epilepsia, 7 (1966) 261–270

259. Reynolds, E.H., Mattson, R.H., Gallagher, B.B.: Relationships between serum and cerebrospinal fluid anticonvulsant drugs and folic acid concentrations in epileptic patients, Neurology (Minneap.), 21 (1971) 394

260. Richens, A.: Liver enzyme induction by antiepileptic drugs: Its clinical significance, in: A. Richens and F.P. Woodford (Eds.): Anticonvulsant Drugs and Enzyme Induction, Elsevier, Amsterdam (1976) 3–12

261. Robson, L.C., Schwarz, M.R.: Vitamin B_6 deficiency and the lymphoid system. II. Effects of vitamin B_6 deficiency in utero on the immunological competence of the offspring, Cell. Immunol., 16 (1975) 145–152

262. Rodin, E., Subramanian, M.G.: Investigation of sex hormones in male epileptic patients, Epilepsia, 25 (1984) 690–694

263. Rootwelt, K., Ganes, T., Johannessen, S.I.: Effect of carbamazepine, phenytoin and phenobarbitone on serum levels of thyroid hormones and thyrotropin in humans, Scand. J. Clin. Lab. Invest., 38 (1978) 731–736

264. Rosalki, S.B.: Gamma-glutamyl transpeptidase, in: O. Bodansky and A.L. Latner (Eds.): Advances in Clinical Chemistry, Academic Press, New York (1975) 53–107

265. Rosalki, S.B.: Plasma enzyme changes and their interpretation in patients receiving anticonvulsant and enzyme-inducing drugs, in: A. Richens and F.P. Woodford (Eds.): Anticonvulsant Drugs and Enzyme Induction, Elsevier, Amsterdam (1976) 27–35

266. Rosenberg, I.H., Godwin, H.A., Streiff, R.R., Castle, W.B.: Impairment of intestinal deconjugation of dietary folate, Lancet, ii (1968) 530–532

267. Rosenblum, E., Rodichok, L., Hanson, P.A.: Movement disorder as a manifestation of diphenylhydantoin toxicity, Pediatrics, 54 (1974) 364–366

268. Rowe, D.J.F., Harris, M.: Effect of anticonvulsant drugs on bone resorption induced by parathyroid extract in vitro, in: A. Richens and F.P. Woodford (Eds.): Anticonvulsant Drugs and Enzyme Induction, Elsevier, Amsterdam (1976) 113–119

269. Sander, J.E., Malmud, N., Cowan, M.J., Packmann, S., Amman, A.J., Wera, D.W.: Intermittent ataxia and immunodeficiency with multiple carboxylase deficiencies: a biotin-responsive disorder, Ann. Neurol., 8 (1980) 544–547

270. Scheffner, D.: Dosierung von Valproinsäure, Pädiatr. Praxis, 32 (1985) 507

271. Schmid, F.: Osteopathien bei antiepileptischer Dauerbehandlung, Fortschr. Med., 85 (1967) 381

272. Schmidt, D.: Behandlung der Epilepsien, Thieme, Stuttgart – New York (1981a)

273. Schmidt, D.: Effect of antiepileptic drugs on estrogen and progesterone metabolism and on oral contraception, in: M. Dam, L. Gram, and J.K. Penry (Eds.): Advances in Epileptology: XIIth Epilepsy International Symposium, Raven Press, New York (1981b) 423–431

274. Schmidt, D.: Adverse effects of antiepileptic drugs, Raven Press, New York (1982)

275. Schmitz, I., Janzik, H.H., Mayer, K.: Persönlichkeitsstruktur und Sexualverhalten Anfallskranker unter Langzeitbehandlung mit DPH, in: Antiepileptische Langzeitmedikation, Bibl. Psychiatr., 151 (1975) 176–181

276. Schouten, H., Van Eps Statius, L.W., Struyker Boudier, A.M.: Transketolase in blood, Clin. Chim. Acta, 10 (1964) 474–476

277. Scott, A.K., Jeffers, T.A., Petrie, J.C., Gilbert, J.C.: Serum bilirubin and hepatic enzyme induction, Br. Med. J., 2 (1979) 310

278. Scott, D.: Clinical biotin deficiency ("egg white injury"). Report of a case with some remarks on serum cholesterol, Acta Med. Scand., 162 (1958) 69–70

279. Scriver, C.R., Whelan, D.T.: Glutamic acid decarboxylase in mammalian tissue outside the central nervous system, and its possible relevance to hereditary vitamin B_6 dependency with seizures, Ann. N.Y. Acad. Sci., 166 (1969) 83–96

280. Seager, J.: Lymphocytes in children treated with phenytoin, Lancet, ii (1976) 1205

281. Seager J., Wilson, J., Jamison, D.L., Hayward, A.R., Soothill, J.F.: IgA deficiency, epilepsy, and phenytoin treatment, Lancet, ii (1975) 632–635

282. Ser Quijano, T. del, Bermeja Pareja, F., Munoz-García, D., Portera Sánchez, A.: Psychological disturbances and folic acid in chronic epileptic outpatients, Epilepsia, 24 (1983) 588–596

283. Shafer, R.B., Nuttall, F.Q.: Calcium and folic acid absorption in patients taking anticonvulsant drugs, J. Clin. Endocrinol. Metab., 41 (1975) 1125–1129

284. Shorvon, S.D., Reynolds, E.H.: Anticonvulsant peripheral neuropathy: a clinical and electrophysiological study of patients on a single treatment with phenytoin, carbamazepine or barbiturates, J. Neurol. Neurosurg. Psychiatry, 45 (1982) 620–626

285. Shuttleworth, E., Wise, G., Paulson, G.: Choreoathetosis and diphenylhydantoin intoxication, J.A.M.A., 230 (1974) 1170–1171

286. Siest, G., Batt, A.-M., Galteau, M.-M., Weber, M., Tridon, P.: Interférence des contraceptifs oraux et des anti-épileptiques sur les paramètres plasmatiques chez l'homme, Therpaie, 29 (1974) 907–914

287. Singer, F.R., Serge, G.V., Habener, J.F., Potts, J.F.: Peripheral metabolism of bovine parathyroid hormone in the dog, Metabolism, 24 (1975) 139–144

288. Skillen, A.W., Pierides, A.M.: Serum gamma-glutamyl transferase and alkine phosphatase activities in epileptics receiving anticonvulsant therapy, Clin. Chim. Acta, 72 (1976) 245–251

289. Slavin, B.N., Fenton, G.M., Laundy, M., Reynolds, E.H.: Serum immunoglobulins in epilepsy, J.Neurol. Sci., 23 (1974) 353–357

290. Smith, N.J., Espir, M.L.E., Baylis, P.H.: Raised plasma arginine vasopressin concentration in carbamazepine-induced water intoxication, Br. Med. J., 2 (1977) 804

291. Smith, Q.T., Hamilton, M.J., Biros, M.H., Pihlstrom, B.L.: Salivary and plasma IgA of seizure subjects receiving phenytoin, Epilepsia, 20 (1979) 17–23

292. Sonnemann, E.: Allgemeine Lösungen multipler Testproblematik, EDV Med. Biol., 13 (1982) 120–128

293. Sordillo, P., Sagransky, D.M., Mercado, R., Micheln, M.F.: Carbamazepine-induced syndrome of inappropriate antidiuretic hormone secretion. Reversal of concomitant phenytoin therapy, Arch. Intern. Med., 138 (1978) 299–301

294. Sorrell, T.C., Forbes, I.J.: Depression of immune competence by phenytoin and carbamazepine, Clin. Exp. Immunol., 20 (1975) 273–285

154

295. Sorrell, T.C., Forbes, I.J., Burness, F.R., Rischbieth, R.H.C.: Dperession of immunological function in patients treated with phenytoin sodium (sodium diphenylhydantoin), Lancet, ii (1971) 1233–1235

296. Sparberg, M.: Diagnostically confusing complications of diphenylhydantoin therapy, Ann. Int. Med., 59 (1963) 914–930

297. Spielmeyer, W.: Über einige Beziehungen zwischen Ganglienzellveränderungen und gliösen Erscheinungen, besonders am Kleinhirn, Z. Ges. Neurol. Psychiatr., 54 (1920) 1–38

298. Stambaugh, R.V., Morgan, A.F., Enwonwa, C.O.: Ascorbic acid deficiency associated with dilantin hyperplasia, J. Periodontol., 44 (1973) 244–247

299. Stamp, C.B., Round, J.M., Rowe, D.J.F., Haddad, J.G.: Plasma levels and therapeutic effect of 25-hydroxycholecalciferol in epileptic patients taking anticonvulsant drugs, Br. Med. J., 4 (1972) 9

300. Stephens, W.P., Espir, M.L.E., Tattersall, R.B., Quinn, N.P., Gladwell, S.R.F., Galbreith, A.W., Reynolds, E.H.: Water intoxication due to carbamazepine, Br. Med. J., 1 (1977) 754–755

301. Stephens, W.P., Coe, J.Y., Baylis, P.H.: Plasma arginine vasopressin concentrations and antidiuretic action of carbamazepine, Br. Med. J., 1 (1978) 1445–1447

302. Stirrups, D.R., Inglis, J.: Tuberous sclerosis with nonhydantoin gingival hyperplasia, Oral Surg., 49 (1980) 211–213

303. Stögmann, W., Müller, W.: Das Pseudolymphomsyndrom, Z. Kinderheilk., 118 (1974) 45–52

304. Strandjord, R.E., Johannessen, S.I., Aarli, J.A.: Serum levels of immunoglobulins in epileptic patients on carbamazepine treatment, in: S.I. Johannessen, P.L. Morselli, C.E. Pippenger, A. Richens, D. Schmidt and H. Meinardi (Eds.): Antiepileptic Therapy: Advances in Drug Monitoring, Raven Press, New York (1980) 399–403

305. Swell, L., Law, M.D., Schools, P.E., Treadwell, C.R.: Tissue lipid fatty acid composition in pyridoxine-deficient rats, J. Nutr., 74 (1974) 148–152

306. Swift, T.R., Gross, J.A., Ward, L.C., Crout, B.O.: Peripheral neuropathy in epileptic patients, Neurology, 31 (1981) 826–831

307. Taguchi, C.: Clinical and experimental studies on folic acid deficiency due to anticonvulsants. II. Investigations on patients receiving anticonvulsants and experimental study on the effect of diphenylhydantoin on the absorption of folic acid in rats, Acta Med. Okayama, 25 (1971) 551–566

308. Tartara, A., Verri, A.P., Nespoli, L., Moglia, A., Botta, M.G.: Immunological findings in epileptic and febrile convulsion patients before and under treatment, Europ. Neurol., 20 (1981) 306–311

309. Taylor, D.C.: Sexual behavior and temporal lobe epilepsy, Arch. Neurol., 21 (1969) 510–516

310. Thomson, A.D., Frank, O., De Angelis, B., Baker, H.: Thiamin depletion induced by dietary folate deficiency in rats, Nutr. Rep. Internat., 6 (1972) 107–110

311. Thompson, R.P.H., Eddleston, A.L.W.F., Williams, R.: Low plasma bilirubin in epileptics on phenobarbitone, Lancet, i (1969) 21–22

312. Thurmon, T.F., Robertson, K.P., Anderson, E.E.: Phenobarbital and alkaline phosphatase: A preliminary report, J. Pediatr., 81 (1972) 547–549

313. Tisman, G.: Phenytoin, conjugases, and folate depletion, Lancet, ii (1969) 800–801

314. Tjellesen, L., Gotfredsen, A., Christiansen, C.: Effect of vitamin D_2 and D_3 on bone mineral content in carbamazepine-treated epileptic patients, Acta Neurol. Scand., 68 (1983) 424–428

315. Toivakka, E., Hokkanen, E.A.: A neurophysiological study of the subclinical derangemant of the neuromuscular transmission in epileptics using diphenylhydantoin, Scand. J. Clin. Lab. Invest., 23 (Suppl. 108) (1969) 66

316. Toone, B.K., Wheeler, J., Fewick, P.B.C.: Sex hormone changes in male epileptics, Clin. Endocrinol., 12 (1980) 391

317. Toone, B.K., Wheeler, M., Nanjee, M., Fenwick, P., Grant, R.H.E.: Sex hormones, sexual drive, and plasma anticonvulsant levels in male epileptics, in: M. Parsonage, R.H.E. Grant, A.G. Craig, A.A. Ward jr. (Eds.): Advances in epileptology: The XIV Epilepsy International Symposium, Raven Press, New York (1982) 313–317

318. Traccis, S., Monaco, F., Sechi, G.P., Moglia, A., Mutani, R.: Long-term therapy with carbamazepine: effects on nerve conduction velocity, Eur. Neurol., 22 (1983) 410–416

319. Tridon, P., Weber, M.: Complications des Thérapeutiques Antiépileptiques, Masson, Paris, 1966

320. Tsan, M.-F., Mehlmann, D.J., Green, R.S., Bell, W.R.: Dilantin, agranulocytosis, and phagocytic histocytes, Ann. Int. Med., 84 (1976) 710–711

321. Turner, T.W.: Acne vulgaris, Med. J. Australia, 1 (1976) 672–673

322. Utterback, R.A.: Parenchymatous cerebellar degeneration complicating diphenyl-hydantoin (Dilantin) therapy, Arch. Neurol. Psychiatr., 80 (1958) 180–181

323. Van Rootselaar, F.J., Westendorp Boerma, F.: Serum levels of immunoglobulins in mongolism, in epilepsy and in unclassified mental deficiency, Psychiatr. Neurol. Neurochir., 71 (1968) 501–507

324. Vesin, P., Periac, P., Kalifat, R., Intrator, L., Tulliez, M., Cattan, D.: Lymphadénopathie et anomalies protidiques après traitement par la phénylhydantoine, Nouv. Presse Méd., 5 (1976) 1125–1127

325. Victor, A., Lundberg, P.O., Johansson, E.D.B.: Induction of sex hormone binding globulin by phenytoin, Br. Med. J., 2 (1977) 934–935

326. Vijayammal, P.L., Kurup, P.A.: Pyridoxine and atherosclerosis: role of pyridoxine in the metabolism of lipids and glycosaminoglycans in rats fed normal and high fat, high cholesterol diets containing 16% casein, Aust. J. Biol. Sci., 31 (1978) 7–20

327. Vogel, R.I.: Gingival hyperplasia and folic acid deficiency from anticonvulsive drug therapy: A theoretical relationship, J. Theoret., Biol., 67 (1977) 269–278

328. Voss, H. von, Petrich, C., Karch, D., Schulz, H.-U., Göbel, U.: Sodium valproate and platelet function, Br. Med. J., 2 (1976) 179

329. Vuilleumier, J.-P., Keller, H.E., Gysel, D., Hunziker, F.: Clinical chemical methods for the routine assessment of the vitamin status in human populations. Part I: The fat-soluble vitamins A and E, and β-carotene, Internat. J. Vit. Nutr. Res., 53 (1983a) 265–272

330. Vuilleumier, J.-P., Keller, H.E., Rettenmaier, R., Hunziker, F.: Clinical chemical methods for the routine assessment of the vitamin status in human populations. Part II: The water-soluble vitamins B_1, B_2 and B_6, Internat. J. Vit. Nutr. Res., 53 (1983b) 359–370

331. Weber, H., Wegmann, T.: Atlas der klinischen Enzymologie, appendix methods, Thieme, Stuttgart, 1968, 8

332. Weitbrecht, W.-U., Preuss, K.-J., Warecka, K., Neundörfer, B.: Einfluß der Antikonvulsiva auf die Serumimmunglobuline, in: O. Hallen, J.G. Meyer-Wahl, J. Braun (Eds.): Epilepsie 82, Einhorn-Presse, Wandsbek (1984) 222–227

333. Whitfield, J.B., Pounder, R.E., Neale, G., Moss, D.W.: Serum gamma-glutamyl-transpeptidase activity in liver disease, Gut, 13 (1972) 702–708

334. Williams, M.A., McIntosh, D.J., Hincenbergs, I.: Changes in fatty acid composition in liver lipid fractions of pyridoxine-deficient rats fed cholesterol, J. Nutr., 88 (1966) 193–201

335. Willis-Carr, J.I., St. Pierre, R.L.: Effects of vitamin-B_6 deficiency on thymic epithelial-cells and T-lymphocyte differentiation, J. Immunol., 120 (1979) 1153–1159

336. Willmore, L.J., Wilder, B.J., Bruni, J., Villareal, H.J.: Effect of valproic acid on hepatic function, Neurology, 28 (1979) 961–964
337. Woodbury, D.M.: Phenytoin: Proposed mechanisms of anticonvulsant action, in: G.H. Glaser, J.K. Penry and D.M. Woodbury (Eds.): Antiepileptic Drugs: Mechanisms of Action, Raven Press, New York (1980) 447–471
338. Woodbury, D.M., Rollins, L.T., Gardner, M.D., Hirschi, W.L., Hogan, J.R., Rallison, M.L., Tanner, G.S., Brodie, D.A.: Effects of carbon dioxide on brain excitability and electrolytes, Am. J. Physiol., 192 (1958) 79–90
339. Yabuki, S., Nakaya, K.: Immunoglobulin abnormalities in epileptic patients treated with diphenylhydantoin, Fol. Psychiatr. Neurol. (Jpn.), 30 (1976) 93–109
340. Yeung, C.Y., Tam, L.S., Chan, A., Lee, K.H.: Phenobarbitone prophylaxis for neonatal hyperbilirubinaemia, Pediatrics, 48 (1971) 372–376
341. Yoshida, M., Yamada, S. Ozaki, Y., Nakanishi, T.: Phenytoin-induced orofacial dyskinesia, J. Neurol., 231 (1985) 340–342
342. Zebrowska-Szymusik, M.: Effect of phenytoin on peripheral motor neurons, Neurol. Neurochir. Pol., 12 (1978) 427–434
343. Ziegler, H.-K.: Epilepsie und Cholelithiasis, Z. Neurol., 198 (1970) 305–308
344. Ziegler, H.-K., Sinazadeh, , A., Lee, K.H.: Phenobarbitone prophylaxis for neonatal hyperbilirubinaemia, Pediatrics, 48 (1971) 372–376
345. Zöllner, N., Eberhagen, D.: Untersuchung und Bestimmung der Lipide im Blut, Springer, Berlin – Heidelberg – New York, 1965

Sachverzeichnis